BEATE BAIER

ASTHMA
UND SEINE HOMÖOPATHISCHE BEHANDLUNG

ASTHMA
UND SEINE HOMÖOPATHISCHE BEHANDLUNG

von BEATE BAIER

Verlag Müller & Steinicke München

ISBN 3-87569-167-9

Gesamtherstellung: Grafik + Druck GmbH, München

Inhaltsverzeichnis

Dieses Büchlein widme ich meiner Tochter Carina.

Danksagung

an meine lieben Dozenten der Clemens von Bönninghausen – Akademie in Wolfsburg: Herrn Gerhard Risch, Herrn Yves Laborde, Herrn Dr. Wolfgang Mettler und Herrn Dr. Michael Rakow. Sie vermittelten mir eine qualifizierte Ausbildung und öffneten mir die Tür für eine großartige und faszinierende Heilmethode mit nahezu unbegrenzten Möglichkeiten.

Dafür danke ich Ihnen von ganzem Herzen.

Liebe Leserinnen und Leser,

Asthma ist eine Krankheit, die in unserer heutigen Zeit sehr stark vertreten ist. Ich selbst habe eine kleine Tochter, die darunter leidet. Da die Schulmedizin ihr Asthma nicht heilen kann, suchte ich nach einer Heilmethode, die im Stande ist, eine Krankheit wie Asthma ursächlich zu behandeln. So kam ich zur klassischen Homöopathie.

Der Gesundheitszustand meiner Tochter hat sich seither grundlegend gebessert.

In diesem Büchlein habe ich versucht, den Betroffenen die unterschiedlichen Ansätze der homöopathischen Behandlung gegenüber der schulmedizinischen Behandlung etwas näher zu bringen.

Da es kaum Literatur über die homöopathische Behandlung von Asthma gibt, dürfte die nachfolgende Materia Medica für den Behandler von Nutzen sein. Sie ist unterteilt in Materia Medica des akuten Anfalls, und Materia Medica der chronischen Behandlung. Die Arzneimittelbilder habe ich aus einer Vielzahl von Quellen zusammengetragen und mit dem jeweiligen Quellennachweis versehen. Ich wählte alle III-wertigen Arzneimittel aus dem Murphy Repertorium und fügte einige ausgefallene Mittel hinzu. Am Ende des Büchleins findet der Leser ein kurzes Repertorium.

I. Einleitung

Asthma ist so alt wie die überlieferte Menschheitsgeschichte; seine Symptome Husten – Bronchialgeräusche (Giemen) – Atemnot werden bereits in den ältesten Schriften erwähnt, bevor der berühmte griechische Arzt Hippokrates den Begriff >> Asthma << aus der Taufe hob. Bei diesem Namen ist es in den folgenden zweieinhalbtausend Jahren geblieben.

Asthma kommt weltweit sehr häufig vor. Sein Charakteristikum ist anfallsweise auftretende Atemnot. Der Anfall kommt ganz plötzlich, wobei der Kraftaufwand beim Einatmen kurz ist und beim Ausatmen verlängert. In schwerwiegenden Fällen läuft der Patient blau an und ist in großer Bedrängnis.

Asthma kommt zustande aufgrund eines Spasmus der unwillkürlichen Bronchialmuskulatur und starken Blutandrangs sowie Schwellung der Schleimhaut mit Verengung der Bronchien.

Asthma wird leicht kompliziert durch chronische Bronchitis. Ein Asthmatiker kann sich im Moment vollkommen wohlfühlen und eine halbe Stunde später die heftigste Atemnot haben. In der Brust hat er dann ein Engegefühl, hustet und schnappt nach Luft. Um die Stärke des Anfalls möglichst gering zu halten, hält sich der Patient an Gegenständen seiner Umgebung fest. Oft kommt es zu keuchender Atmung. Jeder Anfall dauert zwischen ein paar Minuten und ein paar Tagen, und dann erlangt der Patient ohne ersichtlichen Grund wieder seinen Normalzustand.

Bei dieser Krankheit gibt es viele ungewöhnliche Erscheinungsformen. Allergische Symptome, z.B. Hautausschläge wie Urticaria, Ekzem und Juckreiz werden angetroffen, und diese Symptome können abwechselnd mit der Atemnot auftreten. Heufieber, Hemikranie oder Migräne und selbst epileptische Anfälle können ebenso wechselweise auftreten. Dem Asthmaanfall kann ein heftiger Niesanfall oder Jucken vorausgehen, er kann dazu führen oder darin enden. Beim Nachlassen des Asthmaanfalles kann es zur Ausscheidung von großen Urinmengen kommen.

II. Definition des Begriffs "Asthma"

nach PSCHYREMBEL, Klinisches Wörterbuch, 257. Auflage:

Asthma: *(gr. das schwere Atemholen, Atemnot) anfallsweise auftretende hochgradige Atemnot.*

III. Asthmaformen:

I. Asthma bronchiale: *anfallsweises Auftreten von Atemnot inf. variabler u. reversibler Bronchialverengung durch Entzündung und Hyperreaktivität der Atemwege.*

Pathol./Anat.: *kennzeichnend ist die Trias Bronchospasmus, Schleimhautschwellung u. Dyskrinie, ausgelöst durch versch. Mechanismen (Allergene, Inf., chem.-pyhsik. Inhalationsreize) auf unterschiedl. Reaktionswegen .*

Formen:

1. allergisches Asthma bronchiale:

IgE-vermittelte Sofortreaktion durch Inhalation von Allergenen (meist Pollen sowie Hausstaubmilben, Tierhaare u. -schuppen, Bettfedern u. Schimmelpilzsporen), seltener durch Nahrungsmittel, Medikamente, Insektengifte u. Hautkontakt mit Allergenen.

2. infektbedingtes Asthma bronchiale:

erstmals auftretend im Anschluß an einen bronchopulmonalen Infekt; direkte Stimulierung sensibler Nervenendigungen durch Viren u. Bakterien.

3. gemischtförmiges Asthma bronchiale:

Bez. f. das gleichzeitige Vorhandensein mehrerer Auslösemechanismen, z.B. infektbedingte Exazerbation eines allergischen Asthma bronchiale.

4. analgetikabedingtes Asthma bronchiale:

nach Einnahme von Acetylsalicylsäure od. anderen in den Prostaglandin-Stoffwechsel eingreifenden Antiphlogistika.

5. anstrengungsbedingtes Asthma bronchiale:

ca. 5 Min. nach Ende einer körperl. Belastung auftretend.

6. berufsbedingtes Asthma bronchiale:

durch Inhalation von allergisierenden, chemisch-irritativ od. toxisch wirkenden Substanzen am Arbeitsplatz (z.B. Mehlstaub, Isocyanate).

Klinik:

Dyspnoe, Husten, meist zäher Auswurf; verlängertes Exspirium, trockene Rasselgeräusche (Giemen und Brummen, oft sogar auf Distanz hörbar), hypersonorer Klopfschall; Abnahme des Ausatemstoßes u. der Vitalkapazität sowie Zunahme des Residualvolumens; in schweren Fällen Ausbildung eines Status asthmaticus.

II. Asthma cardiale: *anfallsweise, bes. nachts auftretende Atemnot, die durch eine Lungenstauung als Folge einer Linksherzinsuffizienz ausgelöst wird. Zusätzlich tritt eine spastische Verengung der Bronchien auf. Patienten sitzen aufrecht, haben starken Husten mit dünnflüssigem, manchmal blutig tingiertem Auswurf u. eine verlängerte Ausatmung.*

IV. Schulmedizinische Behandlung

I. Asthma bronchiale

Es gibt zwei Hauptgruppen von Medikamenten:

1. Bronchienerweiternde (symptomatisch wirkende) Medikamente.

Sie entspannen die verkrampften Bronchien und sollen nicht regelmäßig, sondern nur bedarfsorientiert gebraucht werden.

1.a. Beta 2-Sympathikomimetika
– kurzwirkende Dosieraerosole (z.B. Berotec, Sultanol, Aerodur) Wirkungsdauer bis zu 4 Stunden,
– langwirkende Tabletten (z.B. Volmac, Loftan), langwirkende Sprays (z.B. Serevent, Foradil), Wirkungsdauer bis zu 12 Stunden.

Beta-2-Sympathikomimetika sollten nicht häufiger als drei- bis viermal am Tag benötigt werden. Das Verhältnis zwischen Wirkung und Nebenwirkungen bei oralen Darreichungsformen ist ungünstiger als bei Aerosolen.

1.b. Theophyllin
– als Retardtablette für die Langzeittherapie (z.B. Bronchoretard, Afonilum retard), Wirkungsdauer bis 12 Stunden. Theophylline werden besonders bei nächtlichen Beschwerden eingesetzt.
– als Lösung für den Asthma-Anfall insbesondere in Form von Tropfen.

1.c. Anticholinergika
(z.B. Ventilat, Atrovent) Wirkungsdauer bis zu 6 Stunden. Sie werden hauptsächlich bei älteren und sehr jungen Patienten eingesetzt, bekannt ist die Kombination aus einem Beta-drenergikum und einem Anticholinergikum: Berodual. Sie wirken am Bronchialsystem nur bei inhalativer Anwendung und besitzen gegenüber den Beta-2-Sympathikomimetika eine größere therapeutische Breite wegen der geringeren Rate an Nebenwirkungen. Der bronchialerweiternde Effekt ist mitunter etwas schwächer ausgeprägt als der der Beta-2-Sympathikomimetika, kann im Einzelfall aber auch gleich gut sein.

2. Antientzündliche (vorbeugend wirkende) Medikamente

Sie werden gegen die Entzündung der Bronchialschleimhaut eingesetzt und müssen regelmäßig genommen werden.
Man unterscheidet auch hier 3 Wirkstoffgruppen:

2.a. Dinatrium Cromoglicinsäure (DNCG)
(z.B. Intal, Pulbil) Cromoglicinsäure ist für die lokale-inhalative Anwendung vorgesehen. Die Anwendung von Cromoglicinsäure in der prophylaktischen Behandlung von Asthma erfolgt als Langzeittherapie.

2.b. Nedocromil- Natrium
(z.B. Tilade) Diese Medikamente stabilisieren die Wand der Mastzellen und verhindern dadurch die Ausschüttung von Histamin und anderen Entzündungsstoffen.

2.c. Kortikosteroide
– inhalative Steroide (z.B. Sanasthmax, Pulmicort, Inhacort) Wirkungseintritt: nach mehreren Tagen bis Wochen! (Es sind also keine Medikamente für den Anfall)

- orale Steroide (z.B. Urbason, Ultralan). Sie wirken stärker und werden erst bei schwerem Asthma oder bei einer zusätzlichen Verschlechterung (Infektion) gegeben. Wirkungseintritt: nach Stunden.

II. Asthma cardiale

Behandlung der Herzinsuffizienz durch: ACE-Hemmer, Diuretika, Digitalis, positiver intropher Substanzen, Isosorbiddinitrat u.a..

V. Gegenüberstellung Schulmedizin – Homöopathie

Der Grundsatz der Schulmedizin "Contraria contrariis curentur" = Gegensätzliches soll mit Gegensätzlichem geheilt werden, steht im krassen Gegensatz zum homöopathischen Grundsatz "Similia similibus curentur" = Ähnliches soll mit Ähnlichem geheilt werden!

Hierzu § 25 Organon der Heilkunst 6. Auflage:

"Nun lehrt aber das einzige und untrügliche Orakel der Heilkunst, die reine Erfahrung, in allen sorgfältigen Versuchen, daß wirklich diejenige Arznei, welche in ihrer Einwirkung auf gesunde menschliche Körper die meisten Symptome in **Aehnlichkeit** erzeugen zu können bewiesen hat, welche an dem zu heilenden Krankheitsfalle zu finden sind, in gehörig potenzirten und verkleinerten Gaben auch die Gesammtheit der Symptome dieses Krankheitszustandes, das ist, die ganze gegenwärtige Krankheit schnell, gründlich und dauerhaft aufhebe und in Gesundheit verwandle, und daß alle Arzneien die ihnen an ähnlichen Symptomen möglichst nahe kommenden Krankheiten, ohne Ausnahme heilen und keine derselben ungeheilt lassen."

§ 26 Organon der Heilkunst 6. Auflage:

"Dieß beruht auf jenem zwar hie und da geahneten, aber bisher nicht anerkannten, aller wahren Heilung von jeher zum Grunde liegenden homöopathischen Naturgesetze:

Eine schwächere dynamische Affection wird im lebenden Organism von einer stärkeren dauerhaft ausgelöscht, wenn diese (der Art nach von ihr abweichend) jener sehr ähnlich in ihrer Aeußerung ist."

Die Schulmedizin behandelt das Asthma als ein einzelnes, vom ganzen Menschen getrenntes Symptom. Sie setzt gezielt Mittel gegen dieses Symptom ein. Die Krankheitsursache bleibt durch diese Behandlungsmethode unberücksichtigt. In der Homöopathie hingegen wird nicht das Asthma als Krankheit behandelt, sondern der Mensch in seiner Gesamtheit, dessen Kranksein sich in Asthma äußert.

Hierzu § 7 Organon der Heilkunst 6. Auflage:

"Da man nun an einer Krankheit, von welcher keine, sie offenbar veranlassende oder unterhaltende Ursache zu entfernen ist, sonst nichts wahrnehmen kann, als die Krankheitszeichen, so müssen, unter Mithinsicht auf etwaniges Miasm und unter Beachtung der Nebenumstände, es auch einzig die Symptome seyn, durch welche die Krankheit die, zu ihrer Hülfe geeignete Arznei fordert und auf dieselbe hinweisen kann – so muß die Gesammtheit dieser ihrer Symptome, **dieses nach außen reflectirende Bild des innern Wesens der Krankheit, d.i. des Leidens der Lebenskraft,** das Hauptsächlichste oder Einzige seyn, wodurch die Krankheit zu erkennen geben kann, welches Heilmittel sie bedürfe, – das

Einzige, was die Wahl des angemessensten Hülfsmittels bestimmen kann – so muß, mit einem Worte die Gesammtheit der Symptome für den Heilkünstler das Hauptsächlichste, ja Einzige seyn, was er an jedem Krankheitsfalle zu erkennen und durch seine Kunst **hinwegzunehmen** hat, damit die Krankheit geheilt und in Gesundheit verwandelt werde."

Erst die Gesamtheit der Symptome, d.h. die gesamten Krankheitsäußerungen des ganzen Menschen führen uns zu unserem Heilmittel.

§ 27 Organon der Heilkunst 6. Auflage:

"Das Heilvermögen der Arzneien beruht daher auf ihren der Krankheit ähnlichen und dieselben an Kraft überwiegenden Symptomen, so daß jeder einzelne Krankheitsfall nur durch eine, die Gesammtheit seiner Symptome am ähnlichsten und vollständigsten (im menschlichen Befinden) selbst zu erzeugen fähigen Arznei, welche zugleich die Krankheit an Stärke übertrifft, am gewissesten, gründlichsten, schnellsten und dauerhaftesten vernichtet und aufgehoben wird."

§ 23 Organon der Heilkunst 6. Auflage:

"Es überzeugt uns aber jede reine Erfahrung und jeder genaue Versuch, daß von **entgegengesetzten** Symptomen der Arznei (in der **antipathischen, enantiopathischen** oder **palliativen** Methode) anhaltende Krankheitssymptome so wenig aufgehoben und vernichtet werden, daß sie vielmehr, nach kurzdauernder, scheinbarer Linderung, dann nur in desto verstärkterem Grade wieder hervorbrechen und sich offenbar verschlimmern."

Hinzu kommt bei der schulmedizinischen Behandlung von Asthma die große Gefahr, daß je nach Stärke der eingesetzten, entgegengesetzt wirkenden Mittel, die Krankheitssymptome unterdrückt und somit ins Innere zurückgedrängt werden, um sich dort in zentraleren Regionen zu verschlimmern.

§ 58 Organon der Heilkunst 6. Auflage:

"Wenn ich auch bei Beurtheilung dieser Arznei–Anwendung den Umstand übergehen wollte, daß hierbei sehr **fehlerhaft**, bloß **symptomatisch** verfahren, d.i. nur **einseitig für ein einzelnes Symptom,** also nur für einen kleinen Theil des Ganzen gesorgt wird, wovon offenbar, nicht Hülfe für das Total der Krankheit, die allein der Kranke wünschen kann, zu erwarten ist, – so muß man doch auf der andern Seite die Erfahrung fragen, ob in einem einzigen Falle solchen antipathischen Arzneigebrauchs, gegen eine langwierige oder anhaltende Beschwerde, nach erfolgter, kurz dauernder Erleichterung, nicht eine größere Verschlimmerung der so palliativ Anfangs beschwichtigten Beschwerde, ja Verschlimmerung der ganzen Krankheit erfolgte? und da wird jeder aufmerksame Beobachter übereinstimmen, daß auf eine solche antipathische, kurze Erleichterung **jederzeit und ohne Ausnahme** Verschlimmerung erfolgt, obgleich der gemeine Arzt diese nachgängige Verschlimmerung dem Kranken anders zu deuten und sie auf eine sich jetzt erst offenbarende Bösartigkeit der ursprünglichen, oder auf die Entstehung einer neuen Krankheit zu schieben pflegt."

Im Gegensatz zur Homöopathie ist die schulmedizinische Behandlung von Asthma oftmals mit starken Nebenwirkungen verbunden.

Nebenwirkungen gemäß "Rote Liste 1997":

1.a. Sympathikomimetika
(Bambuterol, Bamethan, Buphenin, Clenbuterol, Fenoterol, Hexoprenalin, Isoprenalin, Orciprenalin, Pirbuterol, Reproterol, Salbutamol, Terbutalin, Tulobuterol).
Juckreiz, Exanthem, Purpura, Gesichtsödem; Irritationen von Mund und Hals; Feinschlägiger Tremor insb. b. besonderer Empfindlichkeit und/oder höh. Dos., dieser klingt jedoch b. Fortführung der Therapie nach 1-2 Wochen meistens ab; Atypische Psychosen b. Kindern; Unruhegefühl insb. b. besonderer Empfindlichkeit und/oder höh. Dos., dieses klingt jedoch b. Fortführung der Therapie nach 1-2 Wochen meistens ab; Sodbrennen; Verminderte Kaliumkonzentration im Serum; Blutzuckeranstieg; Blutdrucksteigerungen, – senkungen; Tachykardien; Herzklopfen insb. b. besonderer Empfindlichkeit und/oder höh. Dos., dieses klingt jedoch b. Fortführung der Therapie nach 1-2 Wochen meistens ab; Pektanginöse Beschwerden sowie ventrikuläre Extrasystolie; Paradoxe Bronchospasmen; Thrombopenie; Miktionstörungen; Nephritis; Allergische Reaktionen.
Zusätzlich bei oraler und/oder parenteraler Anw.:
Muskelkrämpfe; Kopfschmerzen; Verstärktes Schwitzen; Erbrechen; Ösophagealer Reflux.

1.b. Theophyllin u. -Derivate
Kopfschmerzen, Erregungszustände, Gliederzittern, Unruhe, Schlaflosigkeit; Krampfanfälle; Gastrointestinale Störungen; Verstärkung eines bestehenden gastroösophagalen Refluxes; Magen-Darm-Erscheinungen; Tachykardie, Palpitationen, Blutdruckabfall; Ventrikuläre Arrhythmien, plötzlicher Blutdruckabfall; Veränderung der Serumelektrolyte, insbes. Hy-

pokaliämie, Anstieg von Serum-Calcium sowie -Kreatinin, Hyperglykämie, Hyperurikämie;
Verstärkte Diurese; Überempfindlichkeitsreaktionen.

1.c. Anticholinergika (am Beispiel Atrovent)

Wenn der Wirkstoff bei nicht sachgemäßer Anwendung in die Augen gelangt, selten leichte und reversible Akkomodationsstörungen. Selten Husten, äußerst selten Verkrampfung der Atemwege. In Einzelfällen Mundtrockenheit, Harnverhaltung, reversible gastrointestinale Motilitätsstör. insbes. b. Pat. m. zyst. Fibrose. Sehr selten Überempfindlichkeitsreaktionen.

2.a. Cromoglicinsäure

Hautreaktionen; Gelenkschmerzen; Kopfschmerzen; Geschmacksirritation; Zungenschwellungen; Passagere Reizerscheinungen in der Nase; Nasenbluten; Schleimhautulzerationen; Husten; Atemnot; Überempfindlichkeitsreaktionen.

2.b. Nedocromil-Natrium (am Beispiel Tilade)

Selten Husten und Bronchospasmus nach Inhalation. Vereinzelt Kopfschmerz, Schwindel und gastrointestinale Beschwerden wie Übelkeit, Erbrechen, Dyspepsie und Bauchschmerzen.

2.c. Glucocorticoide

(über die Substitution u. die Notfalltherapie hinausgehende, länger dauernde systemische Anwendung).
Striae rubrae; Petechien, Ekychmyosen; Steroidakne; Verzögerte Wundheilung; Muskelschwäche; Osteoporose; Aseptische Knochennekrosen; Glaukom; Katarakt; Depressionen, Gereiztheit, Euphorie; Magenbeschwerden, Ulcus ventriculi; Pankreatitis; Vollmondgesicht, Stammfettsucht; Verminderte

Glukosetoleranz, Diabetes mellitus; Natriumretention mit Ödembildung; Vermehrte Kaliumausscheidung; Inaktivität bzw. Athropie der NNR; Wachstumverzögerung bei Kindern; Störungen der Sexualhormonsekretion; Hypertonie; Erhöhung des Thromboserisikos; Vaskulitis; i.v.-Anwendung: allergische Reaktionen bis zum Schock; Behinderung der Immunvorgänge.
(Aerosol-Therapie ohne kausale Zusatzbehandlung)
Heiserkeit; Candidabefall der Mund- u. Rachenschleimhaut.

§ 60 Organon der Heilkunst 6. Auflage:

"Entstehen nun diese, vom antipathischen Gebrauche der Arzneien sehr natürlich zu erwartenden, üblen Folgen, so glaubt der gewöhnliche Arzt sich dadurch zu helfen, daß er, bei jeder erneuten Verschlimmerung, eine verstärktere Gabe des Mittels reicht, wovon dann ebenfalls nur kurz dauernde Beschwichtigung und bei dann noch nöthiger werdenden, immer höherer Steigerung des Palliativs, entweder ein anderes, größeres Uebel, oder oft gar Unheilbarkeit, Lebensgefahr und Tod erfolgt, **nie aber Heilung** eines etwas älteren oder alten Uebels."

Abschließend § 61 Organon der Heilkunst 6. Auflage:

"Wären die Aerzte fähig gewesen, über solche traurige Erfolge von opponirter Arzneianwendung nachzudenken, so würden sie schon längst die große Wahrheit gefunden haben, DASS IM GERADEN GEGENTHEILE VON SOLCHER ANTIPATHISCHEN BEHANDLUNG DER KRANKHEITSSYMPTOME DIE WAHRE DAUERHAFTE HEILART SEYN MÜSSE; sie würden inne geworden seyn, daß, so wie eine den Krankheitssymptomen entgegengesetzte

Arzneiwirkung (antipathisch angewendete Arznei) nur kurzdauernde Erleichterung und nach ihrer Verfließung stets Verschlimmerung zu Folge hat, nothwendig das umgekehrte Verfahren, die **homöopathische Anwendung der Arzneien** nach ihren Symptomen-Aehnlichkeit, eine dauernde vollständige Heilung zuwege bringen müsse, wenn dabei das Gegenteil ihrer großen Gaben, die allerkleinsten gegeben würden. Aber weder hiedurch noch dadurch, daß kein Arzt je eine dauerhafte Heilung in ältern oder alten Uebeln bewirkte, wenn sich in seiner Verordnung nicht / von ungefähr \ ein vorwirkendes homöopathisches Arzneimittel befand, auch nicht dadurch, daß alle schnelle, vollkommne Heilung die je von der Natur zu Stande gebracht worden, stets nur durch eine **ähnliche** zu der alten hinzugekommene Krankheit bewirkt ward, kamen sie in einer so großen Reihe von Jahrhunderten, auf diese einzig heilbringende Wahrheit."

VI. Unterdrückung

Durch die allopathische medikamentöse Behandlung können künstliche Symptome entstehen, entsprechend den Wirkungen und Nebenwirkungen der verabreichten Arzneimittel. Diese bilden zusammen eine Arzneimittelkrankheit bzw. Kunstkrankheit, die die natürlich vorhandenen Krankheitssymptome verwischt. Dies hat zur Folge, daß die homöopathische Behandlung sehr erschwert wird, da dem Homöopathen zur Mittelfindung kein ursprüngliches Symptomenbild mehr zur Verfügung steht. Unter Umständen kann eine solche Kunstkrankheit für die Unheilbarkeit von Leiden verantwortlich sein.

Darüberhinaus können durch diese Kunstkrankheit natürliche Krankheiten und Vorgänge unterdrückt werden. Das Leiden wird dadurch, entgegengesetzt der Heringschen Regel mehr in zentralere Regionen des Organismus verlagert und verschlimmert.

Ein schönes Beispiel hierfür findet man bei der Unterdrükkung von Neurodermitis mit Salben und den daraus resultierenden Asthmaanfällen. Es erfolgt somit eine Verschiebung der Krankheitsäußerung vom Ektoderm zum Endoderm.

Es ist eine Grundvoraussetzung für die Wiederherstellung der Gesundheit, diesen Mechanismus der Unterdrückung und die daraus resultierenden Folgen für die bestehende Krankheit zu verstehen und danach zu handeln.

Die Homöopathie kann chronische Krankheiten, die aus solchen Unterdrückungen resultieren, ursächlich heilen.

VII. Das Asthma als chronische Krankheit

Asthma ist eine der zahlreichen chronischen Krankheiten. Hahnemann erforschte die Natur der chronischen Krankheiten und veröffentlichte 1828 – 1830 sein fünfbändiges Werk "Die chronischen Krankheiten" womit er der Menschheit nicht nur eine theoretische Antwort über die Natur der chronischen Krankheiten gab, sondern ihr vielmehr das Rüstzeug mit auf den Weg gab, um diese chronischen Krankheiten ursächlich zu heilen. Band 2 – 5 umfaßt eine sorgfältig geprüfte Arzneimittellehre. Die dort aufgeführten Mittel sind alle sehr tiefwirkend und somit in der Lage chronische Krankheiten zu heilen.
Gerhard Risch hat in seinem Buch "Homöopathik" die Charakteristik der chronischen Krankheit zusammengefaßt:

1. Sie ist chronisch und unheilbar und endet erst mit dem Tod.
2. Sie frißt sich unter immer wieder aufflackernden Schüben in immer zentralere Regionen vor.
3. Wenn ihre äußeren Manifestationen durch lokale Maßnahmen unterdrückt werden, geschieht das Gegenteil von Heilung und sie verschlimmert sich.

Es ist sehr wichtig zu verstehen, daß bei einer chronischen Krankheit im Gegensatz zur akuten Krankheit die Lebenskraft nicht im Stande ist, sich gegen diese Krankheit zu wehren. Während bei einer akuten Krankheit die Lebenskraft z.B. mit Fieber und Schweiß reagiert, gibt es bei der chronischen Krankheit keinen Selbstheilungsmechanismus, die Krankheit schreitet unaufhaltsam voran.

Um nun das Asthma als chronische Krankheit richtig, d.h. ursächlich zu heilen, benötigt man Homöopathika, die in der

Lage sind, derartige tiefliegende Störungen aufzuheben. Homöopathika, die die Kraft haben, ein zugrunde liegendes Miasma oder eine Kombination von Miasmen zu erreichen und zu heilen.
Um eine chronische Krankheit zu heilen, muß eine Kur gegen das oder die vorliegenden Miasmen durchgeführt werden.
Durch eine sorgfältig geführte Familienanamnese erkennt der Homöopath die hereditäre miasmatische Belastung des Patienten. Anhand der Krankengeschichte des Patienten sieht der Homöopath, welches Miasma, bzw. welche Kombination von Miasmen im Laufe seines Lebens aktiv waren.
Für die Mittelverschreibung ist es nun wesentlich, welches Miasma, oder eventuell welche Kombination von Miasmen im Moment aktiv ist. Danach richtet sich die Verschreibung des Heilmittels.[1]
Die nun nachfolgende Materia Medica ist unterteilt in "Materia Medica des akuten Anfalls", und "Materia Medica der chronischen Behandlung".
Die Mittel der "Materia Medica des akuten Anfalls" eignen sich in der Regel für die Linderung akuter Asthmaanfälle, <u>was aber nicht mit Heilung gleichzusetzen ist!</u>
Die Akutmittel haben nicht die Kraft, das Asthma tatsächlich ursprünglich zu heilen, sie können aber im akuten Asthmaanfall sehr hilfreich sein. In seltenen Fällen könnte es aber auch vorkommen, daß man zur Linderung des akuten Asthmaanfalls ein chronisches Mittel benötigt. In der Regel sollte man aber immer versuchen, mit einem Akutmittel auszukommen, da bei einem chronischen Mittel eventuell lebensbedrohende Erstverschlechterungen auftreten können.

1 Ergänzende Literatur zum Thema Miasmatik ist im Quellenverzeichnis gesondert aufgeführt.

VIII. Materia Medica des akuten Anfalls

Acidum formicicum

Adrenalin

Ambra grisea

Blatta orientalis

Digitalis

Drosera

Hydrocyanicum acidum

Ipecacuanha

Laurocerasus

Lobelia inflata

Mephitis putorius

Naja tripudians

Quebracho

Sambucus

Spongia

Stramonium

Viscum album

Acidum formicicum

Miasmatik:

T II.

Allgemein:

M Ihre Wirksamkeit erstreckt sich auf alle Erkrankungen der *gichtisch-rheumatischen Konstitution* sowie auf die *allergische Diathese.*

Atemwege:

M Das Heufieber, Bronchialasthma und Hautallergie wird nach REUTER günstig beeinflußt, wenn mit der allergischen Diathese eine exsudative Veranlagung verbunden ist.
Bei kindlichem Bronchialasthma eines der wertvollsten Mittel.

S1 Asthma bronchiale, hier sind viele gute Heilungen erzielt.

Adrenalin

Atemwege:

Fay *Adrenalin* macht das Herz schneller und ist bei ernsthaftem Asthma oft lebensrettend, indem es den Spasmus der Luftwege lockert, der zum Pfeifen führt.

(F.G. Slaughter)

Adrenalin-Chlorid 200 hat eine dramatische Erleichterung bei akutem Bronchialasthma erzielt und 1 M palliiert ebenfalls, aber Arsenicum album muß folgen wegen der Schwäche.

(Recorder Febr. 1924)

Vo Erfahrungsgemäß ist es besonders dann wirksam, wenn ein beklemmendes Zusammenschnürungsgefühl am Thorax oder das Gefühl eines Balkens quer über der Brust vorhanden ist.

Al Auswurf von gelatineartigem Schleim, der schwer abzulösen ist.

Ambra grisea

Allgemein:

D1 Furcht vor Leuten, großes Verlangen allein zu sein.

T Stuhl und Urin kann der Patient nur lassen, wenn er ganz alleine ist.

T Altershysterie.

Atemwege:

L Asthma bei mageren und gebrechlichen alten Menschen und bei Kindern.
Asthma in Verbindung mit Herzsymptomen; Atembeklemmung und Gefühl von einem Gewicht oder einem Klumpen in der linken Brust und Flattern im Bereich des Herzen, oder mit Herzklopfen insbesondere bei *nervösen*, dünnen, knochigen Frauen. – Beklemmung in der linken Brust bis durch zum Rücken und zwischen den Schultern, wie vom Herzen ausgehend, mit Herzklopfen, Angst und Atemlosigkeit.

Le Ambra grisea ist dann angezeigt, wenn der Asthmaanfall von *starkem Luftaufstoßen,* von lautem und ausgiebigem Rülpsen begleitet ist oder wenn starkes Luftschlucken einen Hustenanfall beendet.

T Asthmatische Dyspnoe; durch jede kleine Anstrengung; *durch Musik; durch Erregung* .

L Krampfhusten durch Kitzeln im Hals, mit Auswurf eines gelblichen oder grauweißen Schleims mit salzigem oder saurem Geschmack, morgens; ohne Auswurf abends.

Modalitäten:

T < *durch Anwesenheit anderer Personen.*

Li < während Coitus.

Blatta orientalis

Miasmatik:

T.

Allgemein:

V1 *Plethorische und korpulente* Patienten scheinen auf dieses Mittel besonders gut anzusprechen.

P Es wird nach Arsen gegeben, wenn letzteres keine Wirkung zeigt.

S1 *Wassersucht* von Nierenleiden.

Atemwege:

Li *Asthma, besonders in Verbindung mit Bronchitis.* Heftige Hustenanfälle mit *Atemnot.*

B Sehr viel eiterhaltiger Schleim.

S2 Vagusmittel; löst Schleim und lindert den Anfall.

V1 Es wird empfohlen, das Mittel zunächst in ganz niedrigen Potenzen zu geben, also z. B. D2 oder D3. Ist der Anfall gebrochen und besteht Husten weiter, gibt man eine C30, einige Kügelchen in einem Glas Wasser aufgelöst und während eines Tages gegeben. Alsdann ist das Mittel abzusetzen, da bei Weiterfahren mit demselben häufig Prüfungssymptome, also wieder Husten- und Asthmaanfälle auftreten.

Modalitäten:

Li > durch Aushusten.

S1 < durch *feuchtes Wetter.*

Li < nachts und beim Hinlegen.

Digitalis

Miasmatik:

T.

Allgemein:

P Schwäche und Dilatation des Herzens.

B Kann Sprechen nicht ertragen.

L Große Ängstlichkeit und Ruhelosigkeit; keine Hitze; wenn der Anfall seinen Höhepunkt erreicht das Gefühl, als würde das Brustbein in Stücke gerissen; eine ruhige horizontale Position bringt schließlich Erleichterung.

Atemwege:

L Herzasthma [– Asthma, insbesondere als Folge von Herzkrankheiten].

Plötzliche Beklemmung der Atmung und ein Gefühl, als würden die Wände der Brust zusammengeschnürt.

B Atemnot, dauerndes Verlangen, tief einzuatmen, Gefühl des Gepreßtseins der Lungen.

P Atmung unregelmäßig, erschwert, tiefes Seufzen. Husten mit schmerzhaftem Gefühl von Rauhigkeit in der Brust.

B Chronische Bronchitis; passive Anschoppung der Lungen bewirkt blutiges Sputum wegen Versagen des Herzmuskels.

Bluthusten mit schwachem Herzen.

P Süßlicher Auswurf.

Modalitäten:

L < im Gehen.

Drosera

Miasmatik:

T III, Hered. LT II.

Atemwege:

T Asthma bei Patienten mit Tbc in der Vorgeschichte, bzw. der Familienanamnese; nach Keuchhusten.

P Heftiger Husten und *Asthma beim Reden*; mit Zusammenschnürung des Halses bei jedem Wort, das geäußert wird.
Der Husten ist schlimmer nachts und sobald der Kopf das Kopfkissen berührt.

T Krampfartige und zusammenziehende Schmerzen in Abdomen, Hals, Brust, etc..

B Spastischer, trockener, quälender Husten wie Keuchhusten; die Anfälle folgen sehr rasch aufeinander; kann kaum atmen; Erstickungsanfälle.
Husten sehr tief u. heiser.

C Husten mit schwieriger Expektoration, Übelkeit und Erbrechen von Speisen, darauf von einer eiweißartigen, wässerigen Masse.
Husten der Emphysematiker.

M Brenzlicher Geruch des Atems beim Husten;
Auswurf ekelhaft oder bitter schmeckend, Auswurf von Eiter mit Blut gemischt.

B Gelber Auswurf mit Blutung aus Nase und Mund.

S1 Schleim zäh, will sich nicht lösen, dabei Kratzen im Halse.

Modalitäten:

T < nachts.

B < nach Mitternacht, beim Hinlegen, beim Warmwerden im Bett, beim Trinken, Singen, Lachen.

Hydrocyanicum acidum

Miasmatik:

Hered. L II.

Allgemein:

Köh Puls schwach, unregelmäßig, kalte Extremitäten.
Kiefer verkrampft, blasse livide Lippen, Zyanose.

L Unwillkürlicher Harnabgang.

Atemwege:

Köh Eine der giftigsten Arzneien – deshalb auch für sehr kritische Situationen: *Kollaps durch die Atemnot.*

M Acidum hydrocyanicum ist besonders angezeigt bei plötzlich einsetzenden, lebensbedrohenden Zuständen von Kollaps des Kreislaufs und drohender Atemlähmung bei Asthma cardiale und schweren Anfällen von Asthma bronchiale.

P Asthma mit lautem, aufgeregtem Atem.
Trockener erstickender Husten.
Asthma mit Zusammenschnürung des Halses, Lungenlähmung, *ausgeprägter Zyanose*, Hysterie und Konvulsionen.

L Asthma, insbesondere wenn die kleineren Bronchien hauptsächlich betroffen sind, mit aufgedunsenem Gesicht und schwacher Herztätigkeit; oder auch heftige Herztätigkeit.

S1 Präkordialangst mit Atemnot und aussetzende Atmung.

L Periodisches Asthma und heftige Anfälle von erstikkendem, krampfartigem Husten.

Ipecacuanha

Miasmatik:

T II.

Allgemein:

T Kalter Schweiß tropft von Händen und Füßen.

F Folgt auf Arsen.

I Brechreiz bei reiner Zunge.

Atemwege:

Le Ipecacuanha ist sicherlich die charakteristischste Arznei bei einem Asthmaanfall.
Der Brustkorb ist blockiert beim Ausatmen.

D2 *Spastisches* Asthma mit Schwere und Angstgefühl auf der Brust.
Plötzliche, pfeifende Dyspnoe, drohendes Ersticken.

F Es besteht ein anhaltendes Zusammenschnürungsgefühl in der Brust, mit Atemnot, heftigem, unaufhörlichem, pfeifendem Husten und *Schleimrasseln* in der Brust, aber *ohne Auswurf.*

T "Erstickender Husten; wird steif, das Gesicht wird rot oder blau, würgt oder *erbricht* dabei." (Kent)

L Nächtliche Erstickungsanfälle.

T Muß sich in der Nacht aufsetzen, um atmen zu können.
Ringt am offenen Fenster nach Luft.

T Asthmatische Bronchitis.
Erstickender, würgender Husten; spuckt ein wenig Blut.

V1 Der Asthmaanfall ist begleitet von häufigem Niesen oder von allergischem Schnupfen.

Oft besteht livide oder blaue Gesichtsfarbe und *Übelkeit*.
Hinzu kommen meist Heiserkeit oder Aphonie.

B Jährliche Anfälle von schwerer Kurzatmigkeit.

S2 Bei gleichzeitigem Emphysem und stärkeren katarrhalischen Erscheinungen.

C "Je heftiger der Asthmaanfall ist", sagt JOUSSET, " desto mehr ist Ipecacuanha indiziert."
"Ipecacuanha leistet in den Fällen mit schwieriger, pfeifender Atmung, mit Erstickungsgefahr und bläulicher Verfärbung der Lippen die allergrößten Dienste. Wenn sich zu diesen Symptomen Ekel und Übelkeit gesellen, so bringt – wie ich fast mit Sicherheit behaupten kann – Ipecacuanha raschen, sicheren Erfolg."

Modalitäten:

T < durch Wärme.
> durch frische Luft.

I < bei feuchtwarmem Wetter.

D2 < durch Bewegung.

Laurocerasus

Miasmatik:

L II, T.

Allgemein:

Li Dieses Heilmittel enthält Blausäure; deshalb sind viele seiner Symptome ähnlich dieser Säure.
Mangel an Energie und Lebenskraft;
Reaktionsmangel besonders bei Herz- u. Brustaffektionen.

Atemwege:

S1 *Kitzelhusten mit Atemnot und Cyanose, schlimmer beim Aufsitzen.*
Erstickungsanfälle vom Herzen ausgehend.

Li *Erstickende Anfälle um das Herz herum, schlimmer beim Sitzen, besser durch Hinlegen.*

B *Keucht nach Atem;* greift nach dem Herzen.
Atemnot. Zusammenschnürungsgefühl in der Brust.
Drohende Lähmung der Lungen.

G-W *Atemnot 2,* spastisch 2, nach Anstrengung 2, beim Gehen 2, beim Husten 1, *bei Herz- und Miktionsbeschwerden 3*, im Sitzen 2, beim Aufsitzen im Bett 1.

B Husten bei Herzklappenfehler.
Kitzelnder, *trockener* Husten.
Husten mit reichlichem, gallertartigem oder blutigem Auswurf.

S1 Gefühl als sei die Lunge gegen die Wirbelsäule gedrückt.

Modalitäten:

G-W >Aufrechtsitzen 2, Liegen 2, Kopftieflage.

Lobelia inflata

Miasmatik:

L II, Hered. L II, T II, P III.

Allgemein:

V1 Der Lobeliapatient ist ein typischer Vagotoniker mit schlaffen Muskeln, Neigung zu Übelkeit, Erbrechen und Dyspepsie.
Empfindung, als ob das Herz stillstehen würde, ist typisch.
Metallischer Geschmack im Mund.

Köh Extreme Abneigung gegen Tabakrauch
– die Alkaloide Lobelin und Nikotin haben ähnliche pharmakologische Wirkung auf den Vagus.

B Extreme Übelkeit und Erbrechen.
Reichlicher Speichelfluß bei gutem Appetit.

T Der Urin ist von tiefroter Farbe, enthält reichlich rotes Sediment.

Atemwege:

P Atemnot durch Zusammenschnürung der Brust,
Gefühl von Druck oder Gewicht in der Brust.

N Zusätzlich zu der üblichen schwierigen Atmung ein ausgeprägtes *Leeregefühl im Magen* und das Gefühl eines *Klumpens*, der nach oben in den Hals *drückt*.

T Tiefes Atmen erleichtert den Druck im Epigastrium.

T Den Anfällen geht häufig ein Prickeln der Haut voraus, das sich bis in die Finger und Zehen erstrecken kann.

Vo Während der akuten Anfälle: Blässe des Gesichts, leichte kalte Schweiße, Puls schwach und weich, Todesangst.

V1 Patient greift sich beim Anfall an die Kehle.

T Atemnot *hysterischer* Genese.

V1 Unterdrückte Ausflüsse, also z.B. unterdrückter Fußschweiß, Einträufeln von Nasentropfen zwecks Sekretionshemmung bei Schnupfen, plötzliches Aufhören der Regel oder Verstopfung können hier Asthmaanfälle auslösen.

Modalitäten:

T < *durch die geringste Kälteeinwirkung während des Anfalls.*

V1 < Tabak, geringste Bewegung (während eines Anfalles), kaltes Abwaschen, Kälte überhaupt.
> gegen Abend, Wärme.

B > durch rasches Gehen (Brustschmerz).

Mephitis putorius

Allgemein:

L Waschen mit eiskaltem Wasser bewirkt ein angenehmes Gefühl.

Atemwege:

L Asthma, wie durch Einatmen von Schwefeldämpfen; bei Alkoholikern; im Schlaf.

B Erstickungsgefühl, asthmatische Anfälle, spastischer Husten.
Husten so heftig, daß scheinbar jeder Anfall das Leben beenden könnte.
Kind muß hochgehoben werden, wird blau im Gesicht, kann nicht ausatmen.

Vo Anfälle von sehr heftigem, spastischem Husten mit Erstickungsgefühl.
Blockierung der Ausatmung.
Geringer oder fehlender Auswurf.
Während der Anfälle: Schmerzen in den Geschlechtsteilen, die der Kranke mit den Händen hält.

M Husten beim Lautlesen, beim Sprechen und nach Trinken, durch Erstickungsgefühl hervorgerufen.

B Schleimrasseln durch den oberen Brustraum.

Modalitäten:

Vo < nachts, im Liegen, Sprechen, Trinken.

G-W > kaltes Baden 1.

Naja tripudians

Miasmatik:

K II.

Allgemein:

T "Unser nützlichstes Mittel für symptomarme Zustände, die vom Herzen herrühren."
Nervöses Herzklopfen; kann aufgrund der Erstickung nicht sprechen.

Atemwege:

T *Ein großes Asthmamittel, besonders bei Asthma cardiale.*
B Irritierender, trockener Husten wegen Herzschäden.
L Heufieber, Wasser fließt aus der Nase, gefolgt von intensivem Niesen, und nach einigen Tagen Trockenheit der Lungen und große Schwierigkeiten zu atmen, < im Liegen und > durch Aufstehen und aufrechtes Sitzen.
T Das Atmen ist so beschwerlich, daß der Patient nicht liegen kann.
Liegen auf der linken Seite ist unmöglich.
B Asthmatische Einschnürung abends.
Asthma beginnt mit Schnupfen.
T Erwacht mit Erstickungsgefühl, ringt nach Luft.
B Klebriger Schleim und Speichel.

Modalitäten:

Li < Durch Transport; vom Liegen auf der linken Seite; durch Anstrengung; vom Sprechen; vom Gehen; nach dem Schlaf; durch Alkohol; nach der Menstruation; vom Druck der Kleidung; und durch kalten Luftzug.
> Vom Niesen; vom Fahren in frischer Luft; vom Liegen auf der rechten Seite.

Quebracho

Atemwege:

B Das Digitalis der Lunge (Hale).
Ein wirksames Mittel bei vielen Fällen von Asthma.
Es regt die Atmungszentren an und führt zu vermehrtem O2 – Gehalt des Blutes.
Atemnot bei Anstrengung ist das Leitsymptom.
Herzasthma.

S1 Asthmatische Zustände mit Cyanose und Beängstigung.

Vo Verschleimung der Bronchien, Neigung zur Blässe und Cyanose.

S2 Bei Asthma mit Schleimrasseln und Auswurf.

Modalitäten:

Vo Beklemmung oder Dyspnoe deutlich.
< Geringste Bewegung.
> Ruhe oder Liegen.

Sambucus

Miasmatik:

T II.

Allgemein:

N1 Ein sehr eigentümliches, charakteristisches Symptom, das niemals vergessen werden sollte, ist "*trockene Hitze*" während des Schlafes und "*profuser Schweiß beim Wachsein*".

Atemwege:

Ja Namentlich bei Kindern und vorzüglich, wenn vorhanden: pfeifendes und schnelles Athemholen.

T *Anfälle um 3 Uhr nachts.* Muß aus dem Bett springen.

N1 Die Anfälle treten plötzlich in der Nacht auf; *das Kind wird blau, ringt nach Atem* und scheint fast zu sterben.

M Asthmaanfälle gehen vorüber, um bald wiederzukehren.
Schläft in den Asthmaanfall hinein.

Ja Brustbeklemmung mit Druck im Magen und Uebelkeit; Druck auf der Brust, wie von einer darauf liegenden Last, mit Angst und Erstickungsgefahr.

P Asthmatische Beschwerden aufgrund hypertrophischer Zustände der Nase.
Mehlasthma.

L Husten: hohl, trocken, nachts; mit regulärer Einatmung, aber seufzender Ausatmung; erstickender, hohler tiefer Husten, durch Krämpfe in der Brust verursacht, mit Auswurf von geringen Mengen zähen Schleims nur am Tage.

Ja Anfälle von Stickhusten mit Schreien.

Modalitäten:

L < des Hustens um oder kurz nach Mitternacht, in der Ruhe, beim Liegen im Bett oder bei tiefliegendem Kopf, durch trockene, kalte Luft.

Spongia

Miasmatik:

T III, P II.

Allgemein:

N1 Ich habe niemals mit irgendeinem Mittel bei Klappenerkrankungen bessere Wirkungen erzielt als mit Spongia.

Atemwege:

T Asthma cardiale; schwerste Form von Asthma. Ängstlichkeit, Todesfurcht.

N1 *"Erwacht aus dem Schlaf infolge eines Erstickungsgefühls, mit heftigem, lautem Husten, großer Unruhe, Aufregung, Beängstigung und Atembeschwerden"* ist ein Leitsymptom, welches man häufig bei Klappenleiden trifft. Herzgeräusche, die jahrelang bestanden haben, sind unter der Wirkung von Spongia verschwunden.
Kann nicht mit dem Kopf niedrig liegen ist charakteristisch, ferner: schläft sich in den Anfall hinein.

T Trockenheit der Luftwege; Pfeifen; Keuchen; selten Rasseln.
Trockener, kruppartiger Husten.

A Husten: trocken, zischend, *wie eine Säge, die durch ein Kiefernbrett sägt.*

S1 Atmung erschwert, wie durch einen Schwamm.

T Muß sich aufsetzen, sich vorbeugen.
Eine Weile nach dem Anfall bildet sich zäher, weißer Schleim, der schwer abzuhusten ist.

Köh Atembeklemmung geht mehr vom Hals aus:

"Als ob ein Stöpsel in der Kehle steckte." (Hahnemann)

Ja Athemmangel und Erstickungsanfälle nach jeder Bewegung, mit Angegriffenheit, Blutandrang gegen Brust und Kopf, Angst und Gesichtshitze;
ferner bei asthmatischen Zufällen in Folge eines Kropfes.

<u>Modalitäten:</u>

A < durch Süßigkeiten, kalte Getränke, Rauchen, Kopftieflage, trockene, kalte Winde.
< durch lautes Lesen, Singen, Reden, Schlucken.
> durch warmes Essen oder Trinken.

Stramonium

Miasmatik:

T.

Allgemein:

T *Heftigkeit. Gesicht gerötet; starrender Blick.*

A *Verlangen nach Licht und Gesellschaft;* kann Alleinsein nicht ertragen.

Li Folgen von unterdrückten Ausschlägen.

Köh War früher in vielen Asthma-Räuchermitteln enthalten.

Atemwege:

D2 Bei nervösem Asthma, wo die Stimme plötzlich nachgibt und in eine höhere Tonlage fällt.

L Krampfartiges Asthma; schwierige, eingeschnürte Atmung, mit Ängstlichkeit und livider Gesichtsfarbe, drückende Brustschmerzen, < durch Sprechen, er ist kaum in der Lage, den Atem einzuziehen.

D2 Starkes Erstickungsgefühl mit einem Engegefühl über der Brust.

C Asthma mit trockner, warmer Haut, lebhaftem, hartem Puls und rotem, geschwollenem Gesicht; der Kopf ist während des Anfalles nach hinten überstreckt.

Köh Krampfiger, trockener Husten; heisere, krächzende Stimme.

Nase verstopft und trocken.

M Krampfiger Husten, besonders nach Trinken von kaltem Wasser.

Modalitäten:

A < in Dunkelheit und Einsamkeit.

Viscum album

Allgemein:

V1 Das Asthma ist ein Begleitsymptom dieser gichtisch-rheumatischen Diathese.

Atemwege:

D1 Viscum album hat sich ebenfalls klinisch bewährt.
Es hat Schwäche der Atemmuskulatur und röchelnde Atmung.

B Asthma, wenn es mit Gicht oder Rheumatismus verbunden ist.

V2 Typisch: Empfindung von Erstickung beim Liegen auf der linken Seite und als ob die Schädeldecke in die Höhe gehoben würde.

S1 Besonders betroffen wird der Vagus in seinem Brustteile; im Vordergrunde steht da der Krampfzustand an den Bronchiolen: Asthma nervosum.

Lees Asthma bronchiale: bzw. Asthma nervosum. Spasmen werden geklagt subjektiv als Zusammenschnüren im Kehlkopf, als Stimmritzenkrampf bzw. Oppression auf der Brust.

S1 Asthmatische Anfälle nachts; Krampf– und Keuchhusten.

M Beklemmendes Gefühl in der Brust, sobald er geht, Gefühl einer heißen Kohle unter dem rechten Schulterblatt.

Modalitäten:

V1 < Liegen auf der linken Seite.
< Winter, Kälte, stürmisches Wetter, im Bett.

IX. Materia Medica der chronischen Behandlung

Antimonium tartaricum

Argentum nitricum

Arsenicum album

Arsenicum jodatum

Aviaire

Bacillinum

Calcium carbonicum

Carcinosinum

Colon mutabile

Cuprum metallicum

Denys

Kalium arsenicosum

Kalium carbonicum

Kalium nitricum

Lycopodium

Marmorek

Morgan Bach

Medorrhinum

Natrium muriaticum

Natrium sulfuricum

Nitricum acidum

Phosphorus

Psorinum

Pulsatilla

Silicea

Spengler

Sulfur

Sycotic – co

Syphilinum

Thuja

Tuberculinum bovinum

Tuberculinum Koch

Tuberculinum residuum

Antimonium tartaricum

Miasmatik:

S, L, T, P, V II.

Allgemein:

Köh Antimonium tartaricum paßt besonders für alte erschöpfte Menschen oder schwache Kleinkinder.

T Zunehmende Schwäche, Schweiß, Schläfrigkeit, Benommenheit, Reaktionsschwäche.
Große Schläfrigkeit – fast bis zum Koma.

Atemwege:

Mur Asthma nach Impfung: III-wertig.

T *Starke Ansammlung von Schleim, mit grobem Rasseln.*
Die Lungen füllen sich mit Schleim, der nicht hochgebracht werden kann.

Köh Erstickender Husten mit zähem, reichlichem Schleim; laute, feuchte, großblasige Rasselgeräusche; der Patient kann wegen seiner Schwäche kaum abhusten.
Die Bronchien sind überladen mit Schleim; der Kranke muß aufsitzen, Furcht vorm Ersticken im Liegen.

F Atembeklemmung mit blassem, zyanotischem Gesicht.

L Ängstliche Beklemmung der Brust, mit Wärmeaufsteigen bis ans Herz.
Erstickender Husten oder Kongestion zur Brust und Herzklopfen.

P Empfindung von Brennen in der Brust, bis zum Hals hinauf.
Schnelle, kurze, schwierige Atmung, muß sich zum Atmen aufsetzen, mechanische Obstruktion in der

Brust, Emphysem, Ödem und bevorstehende Lähmung der Lunge, schneller Puls.

B Husten mit nachfolgendem Gähnen.

L Nachdem der Husten einige Zeit angehalten hat, wird er allmählich lose und erleichtert die Zusammenschnürung der Brust.

<u>Modalitäten:</u>

F Die Erstickungsanfälle treten wie bei Kali-bi., Kali-c. etc. um 3 Uhr in der Nacht auf.

Köh Erleichterung durch Auswurf, Aufstoßen, Erbrechen.

P Die Dyspnoe wird besser durch Aufstoßen. Husten und Dyspnoe besser durch Liegen auf der rechten Seite.

T < bei feuchtem, kaltem Wetter; Wetterwechsel; im Frühling; beim Liegen nachts; durch Zimmerwärme.
> durch Aufrechtsitzen; Abhusten; frische Luft.

Argentum nitricum

Miasmatik:

S II, L II, Hered. S II, Hered. L II, K II.

Allgemein:

A Immer an Arg-n. denken beim Anblick verwelkter, ausgetrockneter, alt aussehender Patienten.

M Unter den Gemütssymptomen steht das angstvolle Wesen im Vordergrund.

V2 *Immer in Eile, Vorahnungen aller Art; alles was bevorsteht, regt ihn auf* und *verursacht Durchfälle.*

C *Großes Verlangen und Appetit auf Zucker und Süßigkeiten*, die jedoch schlecht vertragen werden.

C *Schwindel* (fehlt fast nie, wenn das Heilmittel angezeigt ist), oft von Ohrensausen begleitet.

L *Zittrige* Schwäche bei allgemeiner Abgeschlagenheit und apathischer Gemütsstimmung.

B *Hitzeunverträglichkeit.*

V2 *Aerogastrie* und *Flatulenz.*

C Vorherrschende Angriffsseite: Links.

Atemwege:

F Rein *nervöses* Asthma mit Krämpfen der Atemmuskulatur und ausgeprägter Atemnot.

L Ruhelosigkeit und *nächtliche* Erstickungsanfälle, wenn die Fenster geschlossen bleiben.

Das Asthma zwingt ihn, die Fenster zu öffnen; wenn die Fenster geschlossen sind, wird er ruhelos; in der Nacht erwacht er, als würde er ersticken und läuft zum Atmen an das Fenster.

Bewegung, Treppensteigen oder körperliche Anstrengung verursachen Asthmaanfälle; kongestiertes Gesicht; Herzklopfen.

V1 Es besteht während des Asthmaanfalles ein *erstickender* Husten mit Empfindung, als ob ein Haar in der Kehle stecke oder als ob diese von Splittern gereizt würde.
Häufig ist dieses Symptom von Herzklopfen begleitet, mit unregelmäßigem oder aussetzendem Puls.

L Er muß sich nach vorwärts beugen, um Luft zu bekommen.
Verlangen nach kaltem Wind, damit er ihm ins Gesicht und in die Lungen bläst.

Modalitäten:

F < in Räumen voller Menschen oder einem stickigen, warmen Zimmer.

V1 < beim Liegen auf der rechten Seite.
> durch Aufstoßen.

Arsenicum album

Miasmatik:

S, L II, Hered. L II, T II, Hered. LT II, P III, Hered. P II, V II, K II.

Allgemein:

F Eines der wichtigsten Arzneimittel bei Asthma.

T *Ars. ist ruhelos, ängstlich, voller Furcht. Qualvolle Todesangst.*

Le Obwohl er sehr kälteempfindlich ist und sein Zustand durch Wärme gebessert wird, verlangt er nach Luft und möchte, daß man das Fenster öffnet.
Der Patient hat ein Verlangen, frische Luft zu atmen und dabei warm bedeckt zu sein.

M Unstillbarer Durst auf kleine Mengen kalten Wassers.

T Hippokratisches Gesicht.

Atemwege::

L Asthma durch unterdrückte, juckende Hautausschläge.

Le Asthma mit Heuschnupfen.
Abwechselnd Asthma mit Durchfall.

T Periodische Anfälle; spasmodisch.
Große Schwäche und *Brennen* in der Brust.
Springt aus dem Bett.

B Der Auswurf ist spärlich, *schaumig.*

P Der Husten ist *trocken* mit pfeifender Atmung.

Le Trockener Husten *zu Beginn* des Asthmaanfalles.

F Asthma mit Komplikationen durch Emphysem
– wobei die Ausatmung stark verlängert ist.

Modalitäten:

T   < in der Nacht; *nach* Mitternacht. *Um 2 Uhr* (1-2 Uhr).

P   Der Patient kann sich aus Angst vor dem Ersticken nicht hinlegen.
< auf dem Rücken liegen.

Le   < *Meer.*

T   < durch Kälte.
> durch warme Anwendungen, warme Getränke.

P   Das Brennen wird durch Hitze besser.

T   > Vorwärtsbeugen; Schaukeln.

Arsenicum jodatum

Miasmatik:

S, L, Hered. L II, T II, P III, Hered. P II, K II.

Allgemein:

V2 Ähnlich Arsenicum album, aber
< *durch feuchtwarmes Wetter, Föhn.*
Oft indiziert bei Asthma, Psoriasis, schuppenden Hautkrankheiten, Ekzemen, mit obiger Modalität.

B *Heufieber.*
Dünne, wässerige, reizende, ätzende Absonderung aus der vorderen und hinteren Nase; Niesen.

S1 *Abmagerung*, Erschöpfung.
Appetitlosigkeit und Magenschwäche, Durchfälle.
Drüsenschwellungen, Schleimhauthypertrophien; Resorptionsmittel.
Schleichende Fieber und Nachtschweiße.

Atemwege:

L Asthmatische Empfindungen während der *Nacht,* er muß zum Atmen aufsitzen.
Allgemein schwächliche Atmung in Verbindung mit allgemeiner *Schwäche* und Brennen in der Brust – Seufzen.

S1 Asthma nervosum oder cardiacum.
Atemnot, Präkordialangst und Herzklopfen.
Kitzelhusten kurz, trocken, quälend.

Vo *Chronische Bronchitis.*
Auswurf gelb (wie Honig) oder gelb-grünlich, scharf, ziemlich *schwierig* (wegen der Konsistenz und Lähmigkeit).

<u>Modalitäten</u>:

V2 < *durch feuchtwarmes Wetter, Föhn.*

Aviaire

Miasmatik:

T II, Hered. LT III.

Allgemein:

V2 Bewährt bei Rekonvaleszenz nach Influenza und Grippe, wenn allgemeine Schwäche, Bronchitis, Husten, Appetitlosigkeit, Beißen und Jucken der Handflächen und Ohren, Kraftlosigkeit, als Folge aufgetreten sind.

Atemwege:

J Bei akuten Lungenerkrankungen, hauptsächlich von Kindern, bei Kongestionen und akuten oder verschleppten Broncho-Pneunomien erscheint mir die Wirksamkeit von Aviaire unbestreitbar.

J Infantiles Asthma mit Fieberschüben.
Bei Asthma der Kleinkinder, weniger der Adoleszenten, erweist sich Aviaire neuerdings als ein sehr nützliches und sicher wirkendes Mittel.

Fay Asthma mit Unverträglichkeit von Hühnchen oder Eiern.
Selbst durch den Geruch von kochendem Hühnerfleisch kommt es zu einem Asthmaanfall.

B Husten, akut, entzündlich, irritierend, unaufhörlich u. kitzelnd.

Bacillinum

Miasmatik:

S II, Hered. S, T III, Hered. LT III, Hered. ST II, P II, Hered. P II, V II, K III.

Allgemein:

J Für Bacillinum ist charakteristisch:
Der Kranke kann nicht stillsitzen.
Tiefsitzende Kopfschmerzen, verschlimmert durch Bewegung.
Lidekzeme, Impetigo.
Chronischer Husten mit schleimig-eitrigem, reichlichem Auswurf.

B Psor. scheint sein chronisches Äquivalent zu sein.

A1 Scharfe Schmerzen in der Präkordialgegend lassen die Atmung stocken.

Atemwege:

B Bacillinum ist besonders indiziert bei Lungen alter Leute mit chronischem, katarrhalischem Zustand, geschwächtem Lungenkreislauf, Erstickungsanfällen nachts u. schlechtem Heraushusten.
Katarrh mit Erstickungsanfällen.
Dauernde Erkältungsneigung.

Köh Husten nachts im Schlaf, ohne daß der Kranke davon wach wird.

A1 Stechen im Kehlkopf mit plötzlichem Husten.

Köh Entweder laryngealer Kitzelhusten, der zu ermüdenden Attacken führt, oder tiefer, bronchialer Husten mit reichlichem, schleimig-eitrigen Auswurf.

B Beklemmung.
Katarrhalische Atemnot.
Feuchtes Asthma.

<u>Modalitäten:</u>

B < nachts u. früh morgens; bei kalter Luft.

Calcium carbonicum

Miasmatik:
S II, Hered. S II, L, Hered. L II, T III, Hered. LT III, Hered. ST II, P III, Hered. P III, V II, Hered. V II.

Atemwege:

Ja Hauptsächlich gegen chronische asthmatische Leiden mit *beengtem Athemholen* und Spannen in der Brust, wie von Blutandrang, mit Erleichterung durch Aufheben der Schultern.
Bedürfniss, tief aufzuathmen, und Empfindung, als bliebe der Athem zwischen den Schulterblättern stekken.

Köh Nächtliche Asthmaanfälle mit Hitzegefühl, Angst und Unruhe.

Ja Ferner wenn der Kranke schon beim blossen Bücken ausser Athem kommt, und an *trockenem Husten* leidet, der sich hauptsächlich *nachts*, und zwar häufig einstellt.

S3 Sobald der Husten trocken wird, ... gehe zu anderen Medikamenten über, von denen eines der besten Calcium carbonicum ist.

L Asthma: früh morgens; die Muskeln sind nicht angespannt; ein Gefühl von Staub in Hals und Lungen.

G-W Asthma 2, nach Unterdrückung von Hautausschlägen .

B Auswurf nur tagsüber; dicker, gelber, saurer Schleim.
Blutiger Auswurf mit saurem Gefühl in der Brust.
Spärlicher, salziger Auswurf.

G-W Atmung: Geräusche laut 3, Giemen 1, Rasseln 2.

B Erstickungsanfälle, Enge, Brennen und Wundheit in der Brust.
Scharfe Schmerzen in der Brust von vorne nach hinten.

Brust sehr empfindlich gegen Berührung, Perkussion oder Druck.
Verlangen nach frischer Luft.

G-W *Atemnot n. Anstrengung 3,* beim Bücken 2, beim Einatmen 2, beim Gehen 3, beim Gehen gegen den Wind 2, *beim Treppensteigen 3*..

Modalitäten:

B < *beim Treppensteigen* oder leichtesten Bergaufgehen, muß sich hinsetzen.

G-W > Schultern zurückziehen 2.

Carcinosinum

Miasmatik:

S II, Hered. S II, Hered. L II, T II, Hered. LT III, Hered. ST II, P III, Hered. P III, V III, Hered. V II, K III.

Allgemein:

J Nach FOUBISTER ist dieses Mittel vor allem indiziert wegen seiner Wirksamkeit als Basismittel und seiner *therapeutischen Wirkung auf die Konstitution von Kindern oder Erwachsenen, deren Vorfahren an diabetischen, tuberkulösen oder krebsartigen Erkrankungen oder an perniciöser Anämie gelitten haben.*

J Kinder mit *Milchkaffee-Teint, mit blauen Skleren, zahlreichen Naevi und Schlaflosigkeit.*

A Häufige Kombination von Tuberculinum-Symptomen, wie "*Reiselust, Eigensinn, Furcht vor Hunden*", mit solchen von Medorrhinum, wie > "*an der Meeresküste*" o.a.. Oder: *"Vorliebe für Rhythmus und Tanz", "Freude an Gewittern", "Empfindlichkeit gegenüber Vorwürfen",* plus "*Mitfühlend*".

Me Charakteristisch in der Biographie ist das Vorkommen hoch fieberhafter Erkrankungen im ersten Lebensjahr oder eine Pneunomie oder eine Pertussis im frühen Säuglingsalter, besonders wenn die Krankheit einen schweren Verlauf hatte.

A Schlaflage:
Knie-Ellenbogen-Lage, das Gesicht in die Kissen gedrückt.

J Schlaf auf dem Rücken mit den Händen über dem Kopf bei Kleinkindern.

Me Auftreten typischer Kinderkrankheiten wie Masern, Mumps noch nach der Pubertät, oder das vollständige Fehlen von Kinderkrankheiten.

A Wechselnde Symptome.

Me Relativ typisch:
Verlangen nach *Schokolade*, aber auch Abneigung.
" " *Zucker bei Kindern* (sehr groß).
" " *Butter.*
" " *fettem Schinken* u. *Fleisch*, nach *Geräuchertem.*
" " nach *kalten Getränken* und *Eis.*
< *Eierspeisen* und Geruch von *Eiern.*

Me Viele Facetten anderer großer Arzneien leuchten im Bild von Carcinosinum auf: z.B. Lyc., Caust., Nat-mur., Tub., Med..
Alles das ist Carcinosinum.
Carcinosinum ist eine übergeordnete Arznei.

Atemwege:

G-W *Asthma nach Schreck.*
Atemnot beim Laufen.

Mur Asthma nach Impfung I-wertig.
Allergisches Asthma mit Heufieber III-wertig.

Modalitäten:

Me Asthma tritt mehr nachts auf.
Asthma bei feuchtem Wetter.
Asthma > *Meer.*
Asthma > *Knie-Ellenbogen-Lage.*

A *Empfindliche Reaktion auf Meeresluft.*
Meeresluft > oder < deutlich.

Colon mutabile

Allgemein:

Pat Die Nosode Mutabile (Bach) ist mit Pulsatilla verwandt und findet am ehesten Verwendung in einer Behandlung, bei der alternierende Symptome auftreten, z.B. wenn Hautausschläge mit Asthma abwechseln.

Mur1 Es wurde auch sehr nützlich befunden bei der Behandlung von Zystitis – und Malnutritionsfällen.
Die Haut ist fahl.

J1 Nach Foubister wird diese Nosode bei Albuminurie verwendet.

Atemwege:

Fay Colon mutabile ist die beste der Nosoden für kindliches Asthma. (Griggs)

Cuprum metallicum

Miasmatik:

Hered. L II.

Allgemein:

S1 Konstitution psorisch, neuropathisch, carbonitrogen.

L Sehr passend für hysterische Personen, insbesondere nach Schreck.

A *Schlimme Folgen der Zurücktreibung von Ausschlägen*; verursachen Hirnaffektionen, Spasmen, Konvulsionen, Erbrechen; unterdrückten Fußschweißes.

Atemwege:

F Hilfreich bei Asthma mit überwiegend *spasmodischer* Tendenz, mit Zusammenschnürung des Halses; das Gesicht wird *blau,* und *Krampfanfälle* scheinen bevorzustehen.

T Heftige, plötzliche Anfälle, die eine oder sogar drei Stunden dauern können; der Anfall hört plötzlich wieder auf.
Krampfhafte, spasmodische Atmung.
Starkes Schleimrasseln.

L Krampfartige Dyspnoe durch Verdruß oder Schreck.

T *Je größer die Atemnot, desto stärker werden die Daumen eingeschlagen und von den Fingern in die Handfläche gepreßt.*

P Angina mit asthmatischen Symptomen und Krämpfen.
Spastisches Asthma abwechselnd mit spastischem Erbrechen.

L Während der Anfälle große Dyspnoe, der Patient sitzt in einer gebeugten Position; laut pfeifende Atmung; er kann nicht lauter sprechen als nur zu Flüstern; dunkelrotes Gesicht; rote, hervortretende Augen; Zittern der Glieder; profuser Schweiß; die Anfälle werden besonders < durch langes Gehen gegen den Wind.

T Spasmodisches Asthma mit heftigem, trockenem, spasmodischem, erstickendem Husten.
Auswurf schmeckt stark metallisch.

L Pfeifende, keuchende Atmung; schnell, als würde sie im Hals gestoppt.

Modalitäten:

L < *nachts*, vor oder während den Menses, beim Husten, durch Rückwärtsbeugen.

V1 > durch Schweißausbruch; Hervorkommen unterdrückter Ausschläge; beim Trinken von kaltem Wasser.

B < 3 Uhr nachts.

Denys

Miasmatik:

S, T III, Hered. LT III.

Allgemein:

J Plötzliches Unwohlsein mit funktionellen und auch organischen Störungen bei scheinbar gesunden Personen.
Blühendes Aussehen mit rotem, kongestioniertem Gesicht.
Anfälle von Niedergeschlagenheit und plötzlicher irregulärer Schwäche.
Mangelnde Widerstandsfähigkeit gegen Ermüdung.

V2 Ein Tuberkulin, das besonders angezeigt ist bei gut- oder überernährten Personen mit starker Erkältlichkeit und ständigen Affektionen der oberen Luftwege (Coryza, Heiserkeit, Schleimräuspern, Tracheitis).

Atemwege:

J Thoraxschmerzen besonders an Rippen und Brustwarzen, mit Vorliebe rechts.
Wiederholte Bronchitiden.
Asthma bei plethorischen Typen.

Modalitäten:

V1 < durch Anstrengungen, besonders körperliche.
> durch Ruhe.

Kalium arsenicosum

Miasmatik:

L II.

Allgemein:

Vo Anämische Schwäche mit großer Frostigkeit.

S1 *Herzschwäche* mehr subakut und chronisch bei Herzhypertrophie mit Atembeschwerden, Stauungen und Ödemen der Beine. Folgen von chronischen Klappendefekten; Myokarditis; Fettherz.

Chronische Nephritis und Schrumpfniere mit Herzhypertrophie.

V1 Es besteht ein unerträglicher Juckreiz, der besonders stark ist beim Auskleiden. Oft finden sich Ekzeme, die durch Wärme stark verschlimmert werden, häufig auch Akne mit Verschlimmerung während der Regel. Psoriasis ist diesem Mittel ebenfalls eigen, ferner Ekzeme mit Schrundenbildung in den Ellen- und Kniebeugen.

Atemwege:

A Asthma nachts, *2 bis 3 Uhr.*

Abneigung gegen frische Luft.

Modalitäten:

T < Berührung ; Geräusche; durch Wärme.

< jeden zweiten; jeden dritten Tag.

Kalium carbonicum

Miasmatik:

S II, T III, Hered. LT III, P II, Hered. P II.

Allgemein:

V1 Das wichtigste Kalisalz beim Asthmakranken.

A Säckchenartige Schwellung zwischen den Oberlidern und den Augenbrauen.

Vo Myocardschwäche.

C Eigentümliches Symptom: Gefühl, als sei das Herz an einem Faden aufgehängt.

T1 Eine sonderbare Empfindung des Mittels ist die eines Klumpens, der beim Husten im Körper rauf und runter rollt; er scheint jeweils vom rechten Bauch bis zum Hals aufzusteigen und dann wieder zurückzusinken.

L Abneigung gegen Alleinsein in freier Luft.

Atemwege:

T Empfindung, keine Luft in der Brust zu haben.

Vo Kein Auswurf oder dicker, klebriger und sehr schwieriger Auswurf.

V1 Der Asthmaanfall ist oft von schneidenden oder stechenden Schmerzen auf der Brust begleitet, besonders auf der rechten Seite.

Beim Asthmaanfall besteht oft ein trockener Husten mit großer Halstrockenheit.

L Wiederkehr alle zwei oder drei Stunden, insbesondere abends und nachts; einige Wochen lang Wechsel zwischen den Anfällen und nächtlicher Diarrhoe, in Verbindung mit Appetitlosigkeit, Kopfschmerzen, Übelkeit, trockenem Husten, ruhelosem Schlaf, Druck im

Epigastrium, bläulich roten Flecken auf Händen und Armen, wie Ekchymosen; sehr müde Extremitäten.

V1 Für das Asthma ist noch typisch, daß es oft nach dem Coitus auftritt und daß es durch warmes, trockenes Wetter oder Klima bedeutend gebessert wird.

Vo Asthma cardiale.

L Ängstlich und verzagt während des Anfalls; mehr oder weniger starker Schweißausbruch am oberen Teil des Körpers;
erhöhte Speichelmenge, spärlicher Harn; Gesichtsblässe.

Modalitäten:

T Die schlimmste Zeit ist von *2 – 3 Uhr nachts; um 3 Uhr* oder von 2 – 4 Uhr.
> beim aufrechten Sitzen; Vorwärtsbeugen; Kopf auf die Knie beugen.
>Schaukeln.

T < im Liegen; Liegen unmöglich.
< beim Trinken; durch Bewegung.
< bei kaltem Wetter.
< Zugluft.

Kalium nitricum

Miasmatik:

T II.

Allgemein:

S1 Asthma der *hydrogenoiden Konstitution* (vom Herzen her)
mit *Verlangen nach Wasser*, Trinken wegen Atemnot nur in *kleinen Schlucken* möglich.

Köh Auffallende Mitbeteiligung des Herz-Kreislauf-Systems;
sehr *kleiner* fadenförmiger Puls und stechende Herzschmerzen; nächtliches Herzklopfen, muß sich aufsetzen;
starke Ödeme.

L Eng um die Herzgrube, wie von schmerzhaftem Zusammenziehen, im Gehen und Stehen, früh.

Atemwege:

V1 Auch dieses Kaliumsalz ist oft indiziert beim Asthmakranken, es ist charakterisiert dadurch, daß das Asthma außerordentlich intensiv ist und von einer *unerträglichen Dyspnoe* begleitet wird.
Dazu kommen Übelkeit, dumpfe Stiche und Brennen in der Brust.

L Engbrüstigkeit in der Gegend des Halsgrübchens, beim Einatmen, sie erwacht gegen 3 Uhr morgens, außer Atem, mit einem Gefühl, als würde sich der Hals verschließen.
Zusammenschnüren der Brust, mit ängstlicher Atemverkürzung, vormittags im Stehen.

Zusammenziehen, früh, im Liegen, vom Rücken in die Brust, als würde die Lunge zusammengeschnürt, mit Verhinderung des Tiefatmens; will sie dieses, so muß sie vorher nach Luft schnappen, und dann hustet sie darauf.

Lees Der trockene Morgenhusten, schlimmer gegen 3 Uhr morgens, läßt die Kali-Komponente erkennen;
blutiger Auswurf zeigt die Nitrat- oder Nitrit-Wirkung an.

V1 Die Expectoration schmeckt sauer, sie ist mitunter gemischt mit Blutgerinnseln.

V1 Oftmals wird der Asthmaanfall auch durch den Genuß von Kalbfleisch herbeigeführt, eine Speise, gegen die der Patient allergisch ist.

Modalitäten:

Köh Asthmatische Anfälle:
< nachts.
< 3 Uhr.
< bei Kälte.

V1 < gegen Morgen und am späten Nachmittag.
< durch Kalbfleischgenuß.
> durch Trinken geringer Mengen kalten Wassers.

Lycopodium

Miasmatik:

S II, Hered. S, L II, Hered. L, T II, Hered. LT II, Hered. ST II, P III, Hered. P III, K.

Allgemein:

T Verschlimmerungszeit 16 – 20 Uhr.

C Rechtsseitigkeit der Beschwerden, die oft von rechts nach links wandern.

Atemwege:

T *Asthma mit starker Auftreibung.*
Gefühl, der Bauch wird bersten; muß die Kleidung lokkern.

F Asthma durch Unterleibsstörung mit ausgeprägter Flatulenz.

T Asthma und Dyspnoe bei katarrhalischen Zuständen der Brust.
Stirn gerunzelt. Fächerartigte Bewegung der Nasenflügel.

T Unfähig Schleim auszuwerfen.

G-W Auswurf weiß 3, gelb 3, grünlich 3, blutig 2, reichlich 3, Geschmack salzig 3.

G-W Asthma 2, abwechselnd mit Gicht 1.

L Tagsüber zischende Atmung, mit dem Gefühl von zu viel Schleim in der Brust; lautes Rasseln.
Stete Brustbeklemmung, < durch Gehen im Freien.
Schwierige Atmung, als hätte er Schwefeldämpfe eingeatmet; als wäre die Brust durch Krämpfe zusammengeschnürt; < durch Liegen auf dem Rücken.

Modalitäten:

B < rechts, von rechts nach links, von oben nach unten, von 16 bis 20 Uhr; durch Hitze oder warmes Zimmer, heiße Luft, Bettruhe.
Warme Anwendungen, abgesehen von Hals und Magen, die > sind bei warmen Getränken.
> durch Bewegung, nach Mitternacht, durch warme Nahrung und Getränke, durch Kaltwerden, durch Aufdecken.

L < durch Schlaf, durch jede Anstrengung; insbesondere in warmer, verbrauchter Luft in geschlossenen Räumen oder bei staubiger Atmosphäre.
Schon durch das Steigen einiger weniger Treppenstufen kann ein Anfall ausgelöst werden.

Marmorek

Miasmatik:

T III, Hered. LT III.

Allgemein:

V1 Marmorek ist das zweithäufigste Tuberkulin, das beim Asthma in Frage kommt.
Leider ist es nicht hinreichend geprüft, so daß man für seine Verordnung mehr auf klinische Symptome abstellen muß.

Köh Magere Patienten *ohne* Appetit (im Unterschied zu Tuberculinum Koch).
Sehr nervös, frostig, *trockene* Haut und Neigung zu Obstipation; trockene Lippen, trockene Zunge, trockener Mund.

V1 Ist er Rheumatiker, so handelt es sich fast immer um einen *erratischen* Rheumatismus, der alternierend mit dem Asthma auftritt und bald in diesem, bald in jenem Gelenk Beschwerden macht, wobei die Neigung zu *Kontrakturen* ganz besonders ausgesprochen ist.

J Achselschmerzen mit geschwollenen Axillardrüsen.

Köh Paßt gut nach Sulfur, Sulfur jodatum, Natrium muriaticum oder Pulsatilla.

Atemwege:

J Diffuse Thoraxschmerzen, auch bei Perkussion.
Schmerzen in den Lungenspitzen.

Modalitäten:

J < Vor den Menses, durch geistige Überanstrengung, durch längeres Gehen oder eine länger dauernde Anstrengung.
> durch Ruhe.

Morgan Bach

Miasmatik:

Hered. P II, K II.

Allgemein:

Me Nosode wird als ein Kindermittel bezeichnet.
Kongestive, blutgefüllte, rote, kräftige Menschen.

Atemwege:

Fay Ich habe Morgan von der 200 bis zur CM verwendet und asthmatische Kinder, bei denen Natrium sulfuricum, Arsen und verschiedene Asthmamittel komplett versagten, habe ich mit Morgan in der 200 oder 1.000 Potenz geheilt.
(William B. Griggs)

Me Kongestion der Bronchien und Lungenschleimhäute besonders bei Kindern.
Trockenes Asthma.
Kindliches Asthma, wenn andere Mittel versagen.
Trockener, erstickender Husten, Schleimhäute trocken, schwer abhustbar, heiser morgens.
Lungenemphysem.

Modalitäten:

Me < Wärme, Waschen, nachts, Beginn der Bewegung.
> Essen, fortgesetzte Bewegung.

Medorrhinum

Miasmatik:

S III, Hered. S III, T II, Hered. ST III, V III, Hered. V II, K III.

Allgemein:

T Asthma bei Patienten mit Gonorrhoe in der Vorgeschichte.

V1 Der Patient ist körperlich schwach, hat Unruhe in den Beinen und neigt zu allergischen Manifestationen, insbesondere Asthma.
Typisch sind Schmerzen in der Herzgegend.

C Eigentümliches Symptom: Träumt, daß er trinke.

Atemwege:

A Asthma: Erstickungsanfall durch Schwäche oder Spasmus der Epiglottis;
Kehlkopf so blockiert, daß keine Luft durchgeht.

A1 Drang, tief zu atmen; wacht nach Luft schnappend auf.
Schwieriges Atmen mit momentaner Schwäche;
wegen sehr ausgeprägten Verstopfungsgefühls in der Brust muß sie nach Luft schnappen.

A Dyspnö und Empfindung von Zusammenschnürung;
kann leicht einatmen, aber keine Kraft zum Ausatmen.

A1 Der Atem fühlt sich heiß an, sogar wenn er durch die Nase atmet.

B Unaufhörlicher, trockener Nachthusten.

A Sputum: eiweißreich, schaumig; kleine, grüne, bitter schmeckende Kugeln; zäh, schwierig herauszubringen.

Modalitäten:

C Verschlimmerung aller Symptome während des Tages.

V1 Das Asthma ist insofern typisch, daß es *besser ist auf dem Meere*, wo die Anfälle fast ganz verschwinden, während sie wieder auftreten, sobald der Patient vom Schiff ans Land kommt.

A Asthma-Anfälle:
> *beim Liegen auf dem Gesicht und mit herausgestreckter Zunge.*

Köh Asthma-Anfälle:
< im warmen Raum.
< am Tage.
> in Knie-Ellenbogen-Lage.
> an der Meeresküste (aber nicht bei trocken - kaltem Landwind).

Natrium muriaticum

Miasmatik:

S, T II, Hered. LT II, Hered. ST II, P II, Hered. P II, K II.

Allgemein:

V1 Dies ist ein sehr wichtiges Asthmamittel, aber seine Indikation ist aus den Asthmaanfällen kaum zu erkennen, da sie nichts besonderes aufweisen, außer daß sie häufig nach Verdruß oder anderen nervösen Einflüssen auftreten oder dadurch verschlimmert werden.
Die Verordnung muß sich auf die Allgemeinsymptome stützen, ...

Fay Dr. Blunt, ein sehr begeisterter, erfolgreicher homöopathischer Verschreiber, pflegte zu sagen: "Natrium muriaticum ist das letzte Mittel, von dem ich mich trennen würde. Ich habe mehr Natrium muriaticum – Asthmafälle, als von irgendwelchen anderen Mitteln zwei zusammen genommen."
Zu Beginn fragt Dr. Blunt bei jedem Asthmaanfall:
Warmes oder stickiges Zimmer verschlechtert.
Frische Luft bessert im allgemeinen.
Abneigung gegen Trost. (nicht Anteilnahme)
Tränenfluß beim Laufen im Wind.
Atmung schwierig beim Laufen im Wind.
Asthma schlechter oder auftretend in den frühen Morgenstunden.
Asthmatisch, schlechter beim Laufen im Wind.

Fay Natrium muriaticum ist ein wertvolles Mittel bei kardialen Störungen und sollte nicht übersehen werden, wenn die Symptome es erfordern.

(Ghosal)

Atemwege:

G-W Atemnot beim Schnellgehen 3, beim Treppensteigen 3, nach Anstrengung 3, Asthma 2.
Auswurf schleimig 3, weiß 3, gelb 1, blutig 2.

Modalitäten:

Le Asthma:
< am Meer.

Fay < beim Laufen im Wind.

B <Geräusch, Musik, Zimmerwärme, Hinlegen.
Um 10 Uhr etwa, an der Küste, geistige Anstrengung, Trost, *Hitze*, Sprechen.
> im Freien, kaltes Bad, ohne regelmäßige Mahlzeiten, Liegen auf der rechten Seite; Druck gegen den Rücken, enge Kleidung.

Natrium sulfuricum

Miasmatik:
S III, Hered. S III, T II, Hered. LT II, Hered. ST III, K II.

Allgemein:
V1 Dies ist ein Hauptmittel für die hydrogenoide Konstitution.
Natrium sulfuricum ist eines der Hauptmittel gegen Asthma unter der sykotischen Gruppe.
Es besteht meist eine typische Periodizität.

Atemwege:
D2 Feuchtes Asthma mit starkem Rasseln auf der Brust.
T Asthma bei Kindern; durch feuchtes Wetter;
Wohnen in feucht-kalten Räumen; Nachtluft.
Heftige Anfälle starker Atemnot.
Reichlicher, grünlicher, eitriger Auswurf.
B Husten mit dickem, fädigem, grünlichem Auswurf.
Muß Brustkorb halten beim Husten.
Springt vom Bett hoch, weil Husten so schmerzt; hält schmerzhafte Seite.
Schmerz geht durch die untere, linke Brustseite.
Köh Druckgefühl in der Lunge, als ob eine Last auf der Brust liegen würde.
Hat oft ein Verlangen, tief einzuatmen.
T Pneunomie des linken Unterlappens.
Köh "Anfälle von Heu-Asthma, die der Patient sehr fürchtet, da sie große Erschöpfung verursachen und ihn zwingen, im Bett zu bleiben;
Niesen mit Kurzatmigkeit." (Hering)

Modalitäten:

T Die schlimmste Zeit ist von *4 – 5 Uhr morgens.*
< *durch feuchtes Wetter; warme Feuchtigkeit.*
< beim Liegen auf der linken Seite.

Nitricum acidum

Miasmatik:

S III, Hered. S III, L III, Hered. L III, T II, Hered. LT II, Hered. ST III, P III, Hered. P II, K III.

Allgemein:

S1 Die Charakteristika der Salpetersäure sind: große Reizbarkeit, Splitterschmerzen, stinkende, scharfe Sekrete und das kachektische Aussehen.
Es besteht eine besondere Affinität zu den Grenzen der Schleimhäute, wo sie in die Haut übergehen.

Atemwege:

Fay Dr. Lobenthal empfiehlt bei feuchten Asthmainhalationen den Dampf von kochendem Wasser mit einigen Tropfen Nitricum Acidum.
Amerikanische Autoren haben für nächtliche Anfälle 3 – 5 Tropfen Nitricum Acidum in einem vollen Glas Wasser empfohlen und sahen schnelle Ergebnisse.

G-W Atemnot beim Treppensteigen 3, Asthma 2.

Vo Husten trocken und spastisch, hervorgerufen durch ein juckendes (oft einseitiges) Reizgefühl im Larynx oder in der Trachea, welcher Schmerzen im Rektum oder Kreuz hervorruft.

M Heiserkeit; heftiger Husten, besonders bei Nacht;
blutig gefärbter Auswurf; Stiche in der Brust und Beklemmung.
Atemnot beim Gehen und beim Husten.

Vo Auswurf gelb-grünlich, stinkend, wenig dick.

Fay Auswurf schwierig zu entfernen und scheint wie Leim zu kleben.

(Gentry)

La Am Tage Rasseln in der Brust ohne Auswurf, Seitenstiche in der Brust.

Modalitäten:

B < abends und nachts, in kaltem Klima und auch bei *heißem* Wetter.
> beim Fahren im Wagen.

Vo < Kälte, vor allem feuchte Kälte nachts nach Mitternacht.

Phosphorus

Miasmatik:

S II, Hered. S, L II, Hered. L II, T III, Hered. LT III, Hered. ST II, Hered. P II, K II.

Allgemein:

C Vorherrschende Angriffsseite: Rechts.

Atemwege:

Köh Asthma-Anfall mit Angst vorm Ersticken, beginnt mit zusammenschnürendem Gefühl in der Kehle; starkes Verlangen nach frischer Luft.
Angst wird in der Brust empfunden.
Verlangen tief zu atmen.

Ja Bei geräuschvollem und keuchendem Athemholen, Dyspnöe, beengtem Athemholen und Brustbeklemmung, besonders Abends oder Morgens, sowie auch während der Bewegung, oder beim Sitzen.

L Krampfhafte Engbrüstigkeit.
Zischende Einatmung abends beim Einschlafen; nächtliche Erstickungsanfälle, als wären die Lungen gelähmt.
Schwieriges Einatmen; Schwere, Völle und Spannung in der Brust.

Köh Empfindung einer Last, eines Gewichtes auf der Brust, besonders am Abend, morgens, vor Gewitter.

Ja Blutandrang gegen die Brust mit Hitze im Halse herauf, und Herzklopfen; Anlage zur Schwindsucht.

L Dyspnoe mit Unfähigkeit, sich anzustrengen; extreme Entkräftung.

[– Schnelles Gehen nimmt ihm den Atem. – Der Atem ist nach jedem Husten sehr kurz.]
Kurzer Husten mit salzigem oder süßem oder blutgestreiftem Auswurf.

Modalitäten:

Li < durch Wetterwechsel; bei einem Gewitter; morgens; abends; im Bett; nach dem Essen; nach dem Trinken; vor Mitternacht; beim Liegen auf dem Rücken; und beim Liegen auf der linken Seite.
Kalte Luft ist gut für die Kopf- und Gesichtssymptome, aber sie macht die der Brust, des Schlundes und Halses schlimmer.
> Nach dem Essen; durch Trinken kalten Wassers; durch kaltes Essen; vom Liegen auf der rechten Seite; durch Massage oder Magnetisieren; und nach dem Schlaf.

Psorinum

Miasmatik:

S III, Hered. S II, L III, Hered. L III, T III, Hered. LT III, P III, Hered. P III, V, Hered . V II, K III.

Allgemein:

S1 Psorische Konstitution, Skrofulose.

Köh Extrem *frostige* Patienten mit unreiner Haut und unangenehmem Körpergeruch, werden trotz Waschens nicht richtig sauber und trotz warmer Kleidung nicht warm.

T "Die kalte Version von Sulf."

C Wenn die augenscheinlich bestgewählten Heilmittel bei der Behandlung eines Falles keine Wirkung zeigen; der Organismus besitzt offensichtlich nicht die Kraft, zu reagieren. Bei dieser Indikation gebe man Psorinum in chronischen Fällen, während Sulfur mehr den akuten Zuständen entspricht.
Eigentümliches Symptom: Es scheint ihm, als wäre der Kopf vom Körper getrennt.

Atemwege:

L Die Brust dehnt sich nur unter größten Schwierigkeiten aus; er kann keine Luft bekommen.

Köh Schwerer Asthma-Anfall, als ob der Patient sterben würde.

A1 Zusammenziehen der Brust beim Einatmen von Fettdünsten.
Schmerz in der Brust, wie roh, wie von subkutaner Geschwürsbildung.

L Beim Atmen in Brust und Rücken Stiche von hinten nach vorn.

A1	Stiche in der Herzgegend, tiefes Gurgeln erstreckt sich zum Herzen, momentan kann er nicht atmen.
J	Trockener Husten, hauptsächlich im Winter, mit mühsamem Auswurf von gelb-grünlichem Schleim mit salzigem Geschmack.
B	Trockener, harter Husten mit großer Brustschwäche.
A1	Husten: Kehrt jeden Winter wieder.
J	Asthma und Ekzem wechseln miteinander ab, ohne daß die eine oder die andere Krankheit ganz verschwindet.
T	Asthma durch unterdrückte Ausschläge.
Köh	Chronischer Schnupfen mit verstopfter Nase; Schleim läuft nach rückwärts in den Rachen, wird nachts davon wach, muß große Schleimmengen ausräuspern.
T	Asthma; ängstliche Dyspnoe und Herzklopfen.
A1	Langsame Erholung nach einer Pneunomie.

Modalitäten:

T	< durch Aufsitzen.
	> im Liegen. *Je weiter die Arme abgespreizt werden können, desto besser kann er atmen.*
	< an der frischen Luft.
J	Asthma:
	< bei Kälte und im Winter.
	> bei flacher Lage mit vom Körper entfernten Armen.
Fay	Asthma:
	< durch Sonnenhitze.
	< durch Ofenhitze.

Pulsatilla

Miasmatik:

S II, T III, Hered. LT II, Hered. ST II, P II, Hered. P II.

Allgemein:

T *Wärme wird nicht vertragen. Verlangen nach frischer Luft.*

Köh Rascher Wechsel der Stimmungslage.

T Pulsatilla ist von sanfter Gemütsart, weinerlich, verlangt nach Trost, ist anlehnungsbedürftig.

Li Kein Durst; Durstlosigkeit bei fast allen Beschwerden. Abneigung gegen Essen.

Atemwege:

Ja Versetzung des Athems wie von Schwefeldampf; Brustbeklemmung, Athemlosigkeit und Erstickungsanfälle, mit Todesangst, Herzklopfen und krampfhaftem Zusammenschnüren der Kehle und der Brust, besonders Nachts oder Abends, bei horizontaler Lage.

L Engbrüstigkeit [Atemnot] und Schwindel zusammen mit Schwäche des Kopfes bei waagerechter Lage auf dem Rücken, was aber alles beim aufrechten Sitzen vergeht.

Erstickungsanfälle: mit Schluckauf; wie durch Krampf in Hals und Brust, mit Angst.

Köh Milder, dicker, gelber Schnupfen am Morgen und Verstopfung abends.

Entsprechend ist der Husten: morgens locker mit Schleimauswurf besonders in frischer Luft, im Freien; abends (18 – 21 Uhr) und nachts wird er krampfig und trocken, schlimmer im warmen Zimmer.

L Beklemmung der Brust beim schnellen Gehen, beim Bergaufgehen oder bei Körperübungen.

Ja Krampfartiges Spannen, Gefühl von Vollheit und Druck in der Brust, mit innerlicher Hitze und Blutwallung.

Stiche in der Brust und in den Seiten.

L Asthma bei Hysterie.

Köh Angst und Atemnot bei Linksseitenlage.

Asthma nach Unterdrückung von Hautausschlägen, Exanthemen, nach Ausfall oder Unterdrückung der Menses.

Modalitäten:

T < *abends*; nach dem Essen.

B < Hitze, warmes Zimmer.

> im Freien.

Silicea

Miasmatik:

S, L III, Hered. L III, T III, Hered. LT III, Hered. ST II, P III, Hered. P II, V III, Hered. V II, K II.

Allgemein:

Köh Für die Arzneiwahl sind hier die Allgemeinsymptome besonders charakteristisch: Mangel an Lebenswärme, immer frostig; friert an Füßen, Händen, am Kopf; paradox zu dieser Frostigkeit besteht übelriechender Kopf- und Fußschweiß.

T Reichlicher Kopfschweiß (in der Nacht).

Atemwege:

Mur Asthma nach Impfung II-wertig.

C Chronisches Asthma bei Steinbrechern, Pflasterern, Steinmetzen, Schleifern, kurz: bei allen Berufen, die gezwungen sind, oft und lange Steinstaub in die Luftwege einzuatmen (Pneumokoniosen).

T "Asthma alter Sykotiker oder deren Kinder.
Blaß, wächsern, anämisch, mit Entkräftung und Durst": (Kent).
Asthma durch unterdrückte Gonorrhoe;
durch unterdrückten Schweiß oder Fußschweiß.

Köh Asthma nach Unterdrückung von Hautausschlägen, von Exanthemen, Fußschweiß.

T "Feuchtes Asthma". Grobes Rasseln; die Brust scheint voller Schleim zu sein; als ob er ersticken würde.

L Asthma auf kachektischer Basis; nach der Heilung des Asthmas gummöse Knoten auf Schädel, Schlüsselbeinen und Rippen.

Katarrh alter Menschen.

L Nervöses Asthma, trockener krampfartiger Husten; die Brustbeklemmung erlaubt ihm nicht, sich hinzulegen oder sich zu bücken; Krampf des Kehlkopfes und Pulsieren in der Brust.

Modalitäten:

L Kurzatmigkeit und Keuchen durch schnelles Gehen oder durch körperliche Arbeit.
Asthma:
< im Liegen.

T *< durch Kälte; Luftzug; Gewitter.*
Durch unterdrückten Schweiß oder Fußschweiß.

Spengler

Miasmatik:

T III, Hered. LT III.

Allgemein:

V1 Dies ist das dritthäufigste Tuberkulinpräparat, das sich zur Behandlung des Asthmatikers eignet.
Leider fehlt aber auch bei diesem Tuberkulin eine eingehende Prüfung.

J Gesichtsblässe, blasse Haut und Schleimhäute.
Temperaturerhöhung vor den Menses.
Starke *Ermüdung*.

V1 Ist dieser Tuberkuliniker auch gleichzeitig Rheumatiker, so verläuft der Rheumatismus subakut, flüchtig und erratisch.

Sulfur

Miasmatik:

S , Hered. S, L II, Hered. L II, T III, Hered. LT III, P III, Hered. P III, V III, Hered. V II.

Allgemein:

B Ist das große Hahnemannische Antipsorikum.

C Seine hauptsächlichsten Leitsymptome sind:
Große Neigung zu lokalen Kongestionen, Abneigung gegen Wasser; unsaubere, verschiedenartige Ausschläge aufweisende Haut, Rötung der natürlichen Körperöffnungen, Schwächegefühl gegen 11 Uhr vormittags.

T Sulfur ist warm; hungrig; verlangt nach Fett, Süßigkeiten.
Deckt sich auf oder streckt die Füße aus dem Bett.
"Der zerlumpte Philosoph."

C Sulfur ist das Hauptmittel, wenn der Organismus auf das passende [richtig (!) gewählte] homöopathische Mittel nicht reagiert.

Atemwege:

Köh Hauptmittel, wenn Asthma nach *Unterdrückung* von Hautausschlägen oder von natürlichen Absonderungen auftritt, z.B. Schweiß, Schnupfen, Eiter.
Auch indiziert bei *Wechselzuständen* zwischen Asthma und Gicht; mit Durchfällen oder Hautkrankheiten.

V1 Ferner werden die Anfälle bei diesen Patienten oft durch ein warmes geschlossenes Zimmer ausgelöst, und der Patient hat beim Anfall ein starkes Verlangen, die Fenster zu öffnen und frische Luft einzuatmen.

Ja Namentlich gegen chronische asthmatische Leiden, mit Schwerathmigkeit bei nicht schmerzhafter Brustbeklemmung; häufige Engbrüstigkeit am Tage, selbst beim Sprechen; Kurzathmigkeit beim Gehen im Freien; Pfeifen, Schleimrasseln, Schnarchen in der Brust; beengtes Athemholen und Erstickungsanfälle, hauptsächlich Nachts; Vollheit und Gefühl von Angegriffenheit in der Brust; Druck in der Brust, wie von einer Last, nach dem geringsten Genusse; Brennen in der Brust mit Blutandrang und Herzklopfen.

T "Jede Erkältung endet mit Asthma".

Hitze in der Brust, Rasseln; besonders um 11 Uhr vormittags.

V1 Ferner tritt der Asthmaanfall bei Sulfurpatienten ganz besonders häufig am Morgen beim Erwachen auf.

Auch hier kann eine Alternanz stattfinden in dem Sinne, daß periodisch zu dieser Zeit Durchfälle auftreten, und zu anderen Zeiten wieder Asthmaanfälle.

Ja Stickhusten, mit krampfhafter Zusammenschnürung der Brust und Brecherlichkeit.

Weisser und beschwerlicher oder reichlicher und gelblicher Schleimauswurf; blutig gefärbter Speichel.

Brustkrämpfe mit Zusammendrücken und Schmerzen im Brustbein, bläulich rothem Gesicht, kurzem Athem und Unvermögen zu Sprechen.

Modalitäten:

B < 11 Uhr.

< nachts.

Sycotic – co

Miasmatik:

S II, Hered. S II, Hered. P II.

Atemwege:

Me Anfälle von spasmodischem, schwächendem Husten.
Auswurf leicht, zähflüssig.
Atemnot morgens.
Pfeifen und Husten nachts um 2 – 3 Uhr.

Modalitäten:

Me Asthma und Bronchitis:
< Kälte, feuchtes Wetter.
> am Meer.

Me < Kälte; feuchtes Wetter; langes Sitzen; nachts; bei beginnender Bewegung.
> Wärme; fortgesetzte Bewegung; am Meer.

Syphilinum

<u>Miasmatik:</u>
L III, Hered. L III, T, Hered. LT II, P, K III.

<u>Allgemein:</u>

T Bei syphilitisch aussehenden Kindern.

A Alle Symptome sind schlimmer in der Nacht, von Sonnenuntergang bis Sonnenaufgang.

Köh Fühlt sich am wohlsten im Hochgebirge, schlecht im Tiefland, an der See.

<u>Atemwege:</u>

A1 Seit 25 Jahren Anfälle von krampfartigem Bronchialasthma.
Sie kommen *nur nachts* nach dem Hinlegen oder während eines Gewitters, bewirken stärkste nervöse Schlaflosigkeit und verhindern tage- und nächtelang völlig den Schlaf.

Köh Asthma-Anfälle fast nur *im Sommer*, im warmen und feuchten Klima, bei Gewitter, nachts von Sonnenuntergang bis Sonnenaufgang.

L Brustbeklemmung in solchem Ausmaß, daß die Atmung fast unmöglich wird.
Asthma, verursacht durch ein Gefühl, als würde das Brustbein allmählich zur Wirbelsäule gezogen.
Ausdehnung der Brust schwierig.
Verwirrung des Geistes, als würde Bewußtlosigkeit folgen.

J Nächtliche Hustenanfälle, trocken, bellend, wecken den Kranken auf, schlimmer wenn er auf der rechten Seite liegt, schlimmer bei Gewitter, schlimmer von 1 – 4 Uhr.

Fay Nächtliches Asthma kommt in heftigen spastischen Anfällen, muß sich aufsetzen und herumlaufen, um Luft zu bekommen, spärlicher, akuter oder subakuter Husten auf das Asthma folgend.
Der Husten beginnt gemäßigt insbesondere beim Ausatmen, Bluterbrechen beim Husten.
Spärliches transparentes Sputum.
(Densburg)

A1 Trockener, zermürbender Husten mit dickem, eitrigem Auswurf, hervorgerufen durch eine Empfindung von Raspeln oder Kratzen im Hals,
immer < nachts.

M Schleimig – eitriger Auswurf, gräulich, grünlich, grüngelblich, geschmacklos.
Klarer, weißer, schleimiger Auswurf.
Rasseln auf der Brust.

A1 Trockener, scharfer, abgehackter Husten ohne Auswurf, aber mit Roheit, Kratzen und Brennen vom Rachen bis zur Magengrube;
mit einem Keuchen bei der Einatmung und einem Erstickungsgefühl vom Rachen bis zur Bifurkation, große seelische Qualen.

Modalitäten:

B < nachts, Sonnenuntergang bis Sonnenaufgang.
< Seeküste.
< im Sommer.
> Binnenland und Gebirge.
> am Tage.
> bei langsamer Bewegung.

Thuja

Miasmatik:

S III, Hered. S III, L II, Hered. L II, T III, Hered. LT II, Hered. ST III, P II, V III, Hered. V III, K III.

Allgemein:

V1 Diese Droge ist der Prototyp des Heilmittels der Sykose.

Köh Diese Patienten vertragen – entsprechend der sykotischen Reaktion – sehr schlecht feuchtkaltes Wetter, Aufenthalt in feuchten Klimazonen (im Talgrund, an Binnenseen, in feuchten Wohnungen).

L Passend für widerspenstige Kinder, die sich beim geringsten Widerspruch voller Zorn auf den Boden werfen und keine Luft mehr bekommen.

T Reichliche Schweiße; süßlich, beißend, widerlich. Eigentümliches Symptom: Schweiß nur an unbedeckten Körperteilen.

T Ein linksseitiges Mittel. "Folgt oft als chronisches Mittel nach Ars."

Atemwege:

Mur *Asthma nach Impfung III-wertig.*

B Asthma bei Kindern.

Köh Trockener Nachthusten oder Husten mit grünlichem Auswurf, schmeckt wie alter Käse.
Kurzatmig mit viel Schleim in den oberen Atemwegen; mit Völle und Verkrampfung im Oberbauch; als ob die Lunge angewachsen wäre; als ob in die untere Lunge Tropfen fallen würden.

B Trockener, hackender Husten nachmittags mit Schmerz in der Magengrube.
Stiche in der Brust;
< kalte Getränke.
Köh Nach dem Anfall starker, öliger Schweiß.
T Empfindung von Adhäsion der Lunge.
Fällt in Schlaf.

Modalitäten:
L Asthma:
< nachts, mit rotem Gesicht.
T < bei feuchter Kälte; um 3 Uhr, 15 Uhr.

Tuberculinum bovinum

Miasmatik:

L II, Hered. L II, T III, Hered. LT III, P III, Hered. P II,V II, K III.

Allgemein:

Köh Symptomatik (fast) identisch mit Tuberculinum Koch – wirkt aber wesentlich milder; ist langsamer und weniger erregt.
Neigt stärker zu Kopfschmerzen und Obstipation.

V1 Es wirkt besonders gut bei hereditär belasteten, ständig müden Patienten mit Neigung zu Katarrhen und Erkältungen, welche dazu noch zu Depression disponiert sind.
Abneigung gegen geistige Arbeit.
Typisch ist die Unruhe.
Der Patient muß immer den Ort wechseln und Reisen machen.
Oft wechselt er auch von einem Beruf zu einem anderen hinüber.
Wir haben ebenfalls einen ständigen Wechsel der Symptome.
Die obigen Leitsymptome sind eine starke Indikation für Tuberculinum bovinum.
Typisch sind auch: Periodizität und Neigung zum Schwitzen.

V2 Ähnlich wie Aviaire, besonders nach Grippe, bei mangelnder Restitution.

Modalitäten:

V1 < feucht-warmes oder feucht-kaltes Wetter und ganz besonders Witterungswechsel, Überanstrengungen, warmes Zimmer, im Stehen.
\> bei Bewegung.

Tuberculinum Koch

Miasmatik:

L II, Hered. L II, T III, Hered. LT III, P III, Hered. P II,V II, K III.

Allgemein:

V1 Die Erfahrung lehrt, daß ein großer Prozentsatz, schätzungsweise 60 – 70 %, der Asthmatiker durch Tuberkulin günstig beeinflußt werden, wenn es in dynamischer Form gegeben wird, und daß von allen für die Behandlung in Betracht kommenden Tuberkulinen das Tuberculinum Kochii weitaus das am häufigsten angezeigte ist.

T Personen mit Tuberkulose in der Vorgeschichte bzw. in der Familienanamnese.

A Wenn bei Tuberkulose in der Familienanamnese das bestangezeigte Mittel nicht hilft oder keine Dauerwirkung zeigt; der Name der Krankheit spielt dabei keine Rolle.

Köh Magere Patienten mit gutem Appetit, lebhaft, sprunghaft, schnell erschöpft.
Bei Kindern oft morgendlicher Durchfall; auffällige Gewichtsabnahme im mittleren Lebensalter.

T Erkältet sich, sobald er frische kalte Luft atmet.

C Großes Verlangen nach frischer Luft; er will Türen und Fenster weit geöffnet.

A Ständiger Symptomenwechsel; Beschwerden befallen ein Organ, dann ein anderes – Lungen, Hirn, Nieren, Leber, Magen, Nervensystem – beginnen plötzlich und hören plötzlich auf.

Köh Paßt oft nach Phosphor, Jod oder Arsenicum album.

C Eigentümliches Symptom: Regelrechte Phobie vor Hunden, besonders vor schwarzen Hunden.

Atemwege:

V1 Hinsichtlich der Symptome, die den auf tuberkulinischer Basis beruhenden Asthmaanfall auszeichnen, kann folgendes gesagt werden:
Die Anfälle treten besonders häufig auf nach *starker körperlicher Bewegung*, *vor* einem *Gewitter*, bei *feucht-warmem Wetter*, nach Aussetzen an einen kalten Luftzug, am *frühen Morgen* und nach *Schlaf*.
Während des Anfalls hat der Patient ein dringendes *Verlangen* nach *frischer, kalter Luft*. Oft ist der Anfall von Schweißausbrüchen begleitet oder es bestehen Nachtschweiße.

Köh Asthma-Anfälle oft in Verbindung mit einem Infekt, bei Fieber.

V1 Der Auswurf ist meist dickflüssig, aber leicht auszuhusten, gelegentlich besteht aber auch ein profuser, dünnflüssiger Ausfluß, eine Art Bronchorrhoe.

B Harter, trockener Husten während des Schlafes.
Harter, hackender Husten, reichliches Schwitzen und Gewichtsverlust, Rasseln in der Brust, Ablagerungen beginnen in der Lungenspitze (wiederholte Gaben).

V1 Der tuberkulinische Asthmatiker leidet häufig auch an rheumatischen Beschwerden, die in der Regel abwechslungsweise mit dem Asthma, d.h. in den asthmafreien Perioden, auftreten.

C Schmerz durch die linke Lungenspitze, der in den Rükken ausstrahlt.

Modalitäten:

V1 < Durch körperliche Anstrengung, durch Musik, welche den Patienten zum Weinen bringt, bei Wetterwechsel, durch Feuchtigkeit, insbesondere *feucht-warmes*

Wetter, ferner durch Zugluft, am frühen Morgen, nach Schlaf, im warmen Zimmer.
> Bei warmem, trockenem Wetter und in frischer Luft.

Tuberculinum residuum

Miasmatik.

T III, Hered. LT III.

Allgemein:

V1 Das Tuberculinum residuum neigt mehr zur Anergie als zur Allergie und kommt infolgedessen für das Asthma weniger häufig in Betracht als die übrigen Tuberkuline.

J Es handelt sich um einen blassen Menschentyp mit grauem Teint und hellvioletten Lippen, dessen Unterlippe häufig der ganzen Länge nach gespalten ist und der trotz eines gut erhaltenen Appetites abmagert.

Er leidet an periodisch intermittierenden, afebrilen Syndromen mit fibrösen Entzündungen der Aponeurosen und Gelenke.

V2 Geeignet bei Rheumatikern mit Neigung zu Versteifung, *Verkürzung und Schrumpfung der Muskeln und Sehnen und Abmagerung.*

Exkursion der Glieder beschränkt und schmerzhaft.

V1 Die Urinausscheidung ist schlecht, weshalb die Toxine zurückgehalten werden.

Akne an Rücken und Schultern ist außerordentlich häufig.

Modalitäten:

V1 Die übrigen Symptome stimmen bis zu einem gewissen Grade mit dem Tuberculinum Kochii, außer den Modalitäten, die folgende Merkmale aufweisen:

< bei Ruhe.

> bei Bewegung.

Hingegen besteht keine Verschlimmerung am Morgen, auch haben Temperatur und Feuchtigkeit nur einen geringen Einfluß auf diese Patienten, weshalb die Indifferenz gegen die letzteren Faktoren die Unterscheidung gegen Tuberculinum Kochii ermöglicht.

X. Repertorium

Mur **Asthma:**

acon., agar., all-c., aloe., alum., alumn., AMBR., *am-c.,* aml-n., anac., ant-a., ant-c., *ant-t., apis.,* aral., ARG-N., arn., ARS., ARS-I., arum-t., *asaf.,* asar., asc-t., atro., *aur.,* bac., *bar-c.,* bar-m., *bell.,* BLATTA., *bov., brom., bry., cact., calad., calc.,* camph., cann-i., *cann-s., caps.,* carb-an., carb-s., *carb-v.,* CARC., card-m., caust., cham., chel., *chin., chin-a., chlol.,* chlor., *cic.,* cina., cist., *coca.,* cocaine., cocc., coc-c., *coff., colch.,* coloc., *con.,* croc., *crot-h.,* crot-t., CUPR., *cupr-ac.,* cupr-ar., daph., *dig., dros., dulc., euph.,* eup-per., *ferr., ferr-ar.,* ferr-i., ferr-p., gall-ac., *gels.,* glon., *graph.,* grat., grin., *hep., hippoz.,* hydr-ac., hyos., ictod., *ign.,* ill., *iod.,* IP., KALI-AR., *kali-bi., kali-br.,* KALI-C., *kali-chl., kali-i.,* KALI-N., *kali-p., kali-s.,* lac-d., *lach.,* lact., *laur., led.,* lem-m., LOB., *lyc.,* magn-gr., manc., *med.,* meny., *meph.,* merc., merc-i-r., mez., morph., *mosch., naja., naphtin.,* nat-a., nat-c., *nat-m.,* nat-p., NAT-S., *nit-ac.,* nux-m., *nux-v.,* ol-an., *op.,* par., petr., phel., *phos., phyt.,* plat., plb., podo., *psor.,* ptel., PULS., queb., ran-s., raph., rhod., rumx., *ruta.,* sabad., sabin., SAMB., *sang.,* sars., scroph-n., sec., sel., *seneg., sep.,* SIL., sin-n., spig., SPONG., squil., *stann., ster., still.,* STRAM., stront-c., stry., SULPH., *sul-ac.,* syph., syc-co., tab., tela., ter., *thuj.,* tub., vario., *verat.,* verat-v., viol-o., viol-t., VISC., xan., zinc., zinc-m., *zing..*

Asthma,
allergisch, Heufieber, mit:
ALL-C., *ambr.,* apis., aral., ARS., *ars-i.,* arum-t., *bad., carb-v.,* CARC., chin-a., chlor., *dulc., euphr.,* IOD., *ip., kali-i., lach.,* linn-u., *lob., med., naja.,* naphtin., *nat-s., nux-v.,* ol-an., *op.,* phle., *sabad.,* sang., sep., *sil., sin-n., stict.,* sul-i., sulph., THUJ., tub..

Asthma,
allergisch, Niesen mit:
ALL-C., *ars.*, *carb-v.*, *dulc.*, *euphr.*, lach., *naja.*, *nat-s.*, *nux-v.*, sin-n., stict..

Asthma,
Bronchialkatarrh, mit:
acon., ANT-T., *ars.*, BLATTA., blatt-a., *bry.,* calad., caps., cupr-ac., *erio.,* eucal., *grin., ip.,* kali-i., *lob.,* nat-s., onis., sabal., sulph..

Asthma,
Impfungen, nach:
ANT-T., carc., *sil.,* THUJ..

Asthma,
Kinder:
acon., ambr., ANT-T., ARS., calc., CARC., CHAM., IP., kali-br., kali-c., kali-i., KALI-N., KALI-S., lob., MED., *mosch.,* NAT-S., nux-v., psor., PHOS., PULS., SAMB., sanic., *sil.,* stram., sulph., *thuj.,* TUB., vib..

Asthma,
Kinder, Impfungen, nach:
ANT-T., *carc., sil.,* THUJ..

Fay ABWECHSELNDE ZUSTÄNDE

Asthma abwechselnd mit Schnupfen:
Aral.-r..

Asthma abwechselnd mit Hautausschlägen:
Calad., Caust., Crot.-t., Dulc., Graph., Hepar.-s., Kal., Lach., Mez., Sulph., Rhus.-t..

Asthma abwechselnd mit juckendem Exanthem:
Calad..

Asthma abwechselnd mit Exanthem auf der Brust:
Calad..

Asthma abwechselnd mit nächtlicher Diarrhoe:
Kali.-c..

Asthma abwechselnd mit Kopfschmerz:
Ang., Glon., Kali.-br..

Asthma abwechselnd mit Gicht:
Benz.-ac., Lyc., Sulph..

Asthma abwechselnd mit Gelenkschmerzen:
Sulph..

Asthma abwechselnd mit Lepra:
Psor., Sulph..

Asthma abwechselnd mit Psoriasis:
Kali.-ars..

Asthma abwechselnd mit Rheumatismus:
Med., Nat.-s..

Asthma abwechselnd mit Urtikaria:
Calad..

Asthma abwechselnd mit Erbrechen, spastischem:
Cupr.-m., Ipec..

Asthma abwechselnd mit katarrhalischer Bronchorrhoe, Schleim abwechselnd locker und fest:
Bar.-c..

(Dr. Guntry)

Fay ASTHMA – URSACHEN UND VERSCHLECHTERUNGEN

Alten Leuten, bei:
Ambr., Ant.-t., Ars., Bar.-c., Con., Carb.-v., Lyc., Phos., Ptel., Sulph..

Asthma cardiale:
Ambr., Aur., Cact., Digit., Grin., Lach., Naja., Sep., Staph., Sterculia..

Erkältung: Jede Erkältung endet mit Asthma:
Acon., Am.-m., Ant.-t., Bac., Dulc., Podo., Puls., Sil., Spon., Stann., Tub..

Frühjahr:
Aral.-r..

Gonorrhoe:
Med., Nat.-s., Puls., Sil., Thuj..

Asthma in Zusammenhang mit Gonorrhoe, selbst bei nur annäherndem Zusammenhang:

Med., Sil., Thuj..

Asthma durch unterdrückte Gonorrhoe wenn sich leicht Beschwerden der Überanstrengung und Überhitzung entwikkeln, wie bei den meisten Sykotikern:

Sil..

Gicht:

Sulph..

Juckausschlag:

Apis.

Menses:

Puls., Spong..

Psoriasis:

Sulph..

Hautausschlag:

Acon., Apis., Puls..

Urtikaria:

Apis., Puls..

Impfung:

Am.-a., Ant.-t., Ars., Kali-m., Sil., Thuj..

Hereditär bei heranwachsenden sycotischen Jugendlichen:

Nat.-s..

Impfungen: Fälle nach Impfung oder vielen Impfungen oder schlechten Impfungen:

Sil., Sulph., Thuj..

Jugendliche: Asthma bei schnell wachsenden Jugendlichen:

Nat.-s..

Nachts:

Ars.-i., Cocc., Cupr.-m., Syph..

Periodizität:

Periodisch:

All.-s., Alum., Ant.-t., Ars., Asaf., Carb.-v., Chel., Hydr.-ac., Nux.-v., Phos., Plb., Seneg., Sulph., Tab., Thuj..

Erwachen, beim:

Con..

Jeden zweiten Tag:

Kali.-ars..

Jeden dritten Tag:

Kali.-ars..

Alle acht Tage:

Sulph..

Jeden Abend:

Bell., Am.-c., Graph., Sep..

Jeden Abend oder Nacht:

Aral.-r..

Nach dem Niederlegen:

Alum., Con..

Vormittag: 10 – 11 Uhr:

Ferr..

Vollmond:

Sabad..

Morgen:

Aur., Calc.-c., Carb.-an., Carb.-v., Coff., Con., Dig., Kali.-c., Meph., Phos., Verat., Zinc..

Wenn die Menseszeit naht:

Cact..

Mittag:

Lob..

1 – 2 Uhr:

Ars..

2 Uhr:

Ant.-t., Ars., Kali.-bi., Rumx., Samb..

2 – 3 Uhr:

Kali.-c., Kali.-ars..

3 Uhr:

Kali.-c., Samb..

2 – 4 Uhr:

Kali.-c., Am.-c..

2 – 5 Uhr:

Kali.-ars., Kali.-c..

3 Uhr:

Ant.-t., Chin., Cupr., Kali.-bi., Kali.-c., Kali.-n..

3 – 4 Uhr:

Kali.-bi..

4 – 5 Uhr:

Kali.-bi., Nat.-s., Stann..

4 Uhr:

Penicil..

5 Uhr:

Chin., Kali.-i..

11 – 23 Uhr:
Cact..

13 – 15 Uhr:
Cupr..

16 – 20 Uhr:
Lyc..

19 – Mitternacht:
Pert..

10 – 11 Uhr:
Ferr..

21 Uhr:
Bry..

22 Uhr:
Meph..

23 – 2 Uhr:
Ars.-j..

Zur selben Zeit:
Anfälle treten täglich zur selben Zeit auf:
Ars., Chin., Chin.-ars., Chin.-s..

Alle sieben, zehn oder zwanzig Tage:
Ars..

< nachts:
Ars., Syph..

< Mitternacht:
Ars., Chin., Ferr..

< nach Mitternacht:

Ars., Carb.-v., Ferr., Ferr.-ars., Graph., Kali.-ars., Lach., Samb..

Es kommt fast täglich zu Anfällen durch körperliche Ausarbeitung, Koitus, insbesondere durch jede ausreichend sättigende Mahlzeit:

Asaf..

August:

All.-c., Naja..

Plötzliche Anfälle:

Cupr., Ipec..

Frühjahr:

Aral., Asar..

Sommer:

Ars., Kali.-bi., Nat.-m., Syph..

Herbst:

China., Verat..

Winter:

Carb.-v., Nux.-v., Psor., Ptel..

< in jeder Jahreszeit:

Ars., Ipec..

Regenzeit, bei fettleibigen Menschen:

Blatta.

Sommer:

Ars., Kali.-bi., Natm., Syph..

Steinmetze: Asthma bei Bildhauern und Steinmetzen:

Calc.-c., Sil..

Unterdrückung:

chronischer Absonderungen:
Sulph..

Hautausschlägen:
Apis., Ars., Carb.-v., Dulc., Ferr., Graph., Hep., Ipec., Ol.-an., Psor., Ptel., Puls., Sec., Sil., Sulph., Verat., Zinc..

Erysipele:
Ptel..

Fußschweiß:
Ol.-an., Sil..

Sycotische Unterdrückung von Gonorrhoe mit Tendenz leicht Beschwerden durch Überanstrengung oder Überhitzung zu entwickeln, wie bei den meisten Sycotikern:
Aur.-m.-n., Med., Nat.-s., Sil., Thuj..

Syphilitisch:
Kali.-bi., Kali.-i., Merc., Syph..

Tuberkulinische Diathese: Asthma mit:
Ars.-i., Bac., Dros., Rumx., Spong., Stict..

Wetterwechsel:

Nach jedem Temperaturwechsel von warm zu kalt:
Acon., Aur., Chin., Con., Dulc..

Feuchtes Wetter, Wechsel zu:
Nat.-s..

Bei warmem feuchtem Wetter:
Aur., Bar.-c., Carb.-v., Ipec., Nat.-s., Syph..

Kälte, jede frische Kälte:
Nat.-s., Tub..

Kalte Luft:

Acon., Apis., Ars., Caust., Hep..

Kaltes feuchtes Wetter:

Dulc..

Kaltes nasses Wetter:

Ars., Aur., Bar.-c., Chin., Con., Dulc., Lob., Nat.-s., Nux.-v., Sil., Verat..

Kaltes trockenes Wetter:

Acon., Caust., Hep., Nux.-v..

Nasses Wetter:

Aur., China, Con., Dulc., Nat.-s., Sil., Verat..

Nasses Wetter oder warme Luft:

Aur., Bell., Carb.-v..

Warmes Wetter:

Bell., Carb.-v., Kali.-bi..

Warme Luft:

Aur., Carb.-v., Lach., Nat.-s..

Warmes oder zu kaltes Wetter:

Acon..

Winterwetter, vor und während:

Lach..

Stets < bei feuchtem und wolkigem Wetter:

Nat.-s..

Winteranfälle:

Carb.-v., Nux.-v., Psor..

STATUS ASTHMATICUS:

Am-m., Ant.-t., Apis, Ars., Blatta, Carb.-v., Conv., Cupr., Gels., Ipec., Kali.-phos., Lob., Mag.-phos., Mosch., Op., Queb., Samb., Seneg., Spong., Sumb..

XI. Ein Fall aus der Praxis

von Kent "Lesser Writings"

Ein Mann mit Asthma kam zu mir. Ich gab ihm Heilmittel, die ihm eine zeitlang zu helfen schienen, aber ich konnte ihn nicht heilen. Ein ganzes Jahr lang arbeitete ich an diesem Fall. Ich wußte, daß er Gonorrhoe gehabt hatte, sah aber keinen Zusammenhang zwischen der Gonorrhoe und dem Asthma. Damals kannte ich das Wesen der Krankheit noch nicht. Schließlich verschrieb ich Natrium sulphuricum, weil es zu seinen Symptomen zu passen schien. Es tilgte das Asthma komplett, aber innerhalb kurzer Zeit erschienen langsam Feigwarzen an den Genitalien. Die Erfahrung hat gezeigt, daß jegliches Abbrennen dieser Feigwarzen stets tiefsitzende konstitutionelle Erkrankungen zur Folge hat. Ich brannte sie nicht weg. Ich habe ihm Thuja gegeben, das komplementär zu Natrium sulphuricum ist und zu dem Fall passte. Die Feigwarzen verschwanden und seine alte Gonorrhoe-Absonderung kam zurück, die, wie in solchen Fällen üblich, äußerst schwer zu heilen war.

Die zurückkehrende Absonderung ist oft nicht zu beeinflussen und viele widerstehen jahrelang der Behandlung, weil das Miasma sich tief eingenistet hat und die Absonderung bestehen bleiben dürfte, bis das Miasma geheilt wurde. Die Absonderung als postgonorrhoischen Katarrh zu behandeln, ist ein äußerst gefährliches und unhomöopathisches Unterfangen.

Können Sie an diesen Tatsachen etwas erkennen im Hinblick darauf, was ich Ihnen gelehrt habe, und sehen Sie den Zusammenhang dieser ganzen Fakten?

Hätte ich die Absonderung durch Unterdrückung gestoppt, wäre sein altes Asthma wiedergekommen. Ich hätte nicht gewußt, warum, und niemand hätte mir die Schuld gegeben. Ich habe viele solche Dinge gesehen. Ich behandelte so, bevor ich es besser wußte und ich weiß, wovon ich spreche. Ich habe Ihnen einige Punkte erläutert, die Ihnen aufzeigen, wie ich zum erstenmal ein Heraufdämmern der Wahrheit sah, aber das große Feld muß noch von Ihnen bestellt werden.

Die Manifestationen der Sykose ähneln oft denen der Syphilis und der Psora, wenn jede in ihrer Latenz oder unterdrückt ist. Man hat Schmerzen am Beginn aller 3 der Miasmen, die sich sehr ähneln. Später, nachdem die Ergebnisse der Erkrankung durch Gewebeveränderungen offensichtlich geworden sind, hebt sich jedes Miasma stark ab von den anderen.

XII. Schlußwort

Asthma stellt seit Alters her eine schwerwiegende Krankheit dar. Die Häufigkeit der Asthmaerkrankungen hat weltweit erheblich zugenommen. Insbesondere Kinder sind immer mehr davon betroffen. Wer einmal einen akuten Asthmaanfall miterlebt hat, kennt die Qual der Atemnot, das vergebliche Ringen nach Luft, das oftmals von starker Angst geprägt ist. Das Asthma beherrscht allmählich das Leben des Patienten und schränkt ihn stark in seinen Handlungen ein. Er wird somit mehr und mehr zum Opfer von Vorsichtsmaßnahmen und Furcht. Eine Heilung bedeutet deshalb nicht nur die Befreiung von einer körperlichen Krankheit, sondern auch die Wiederherstellung der Lebensqualität als Grundlage für ein unbeschwertes Leben. Ich bin dankbar dafür, daß uns die Homöopathie die Möglichkeit bietet, das Asthma sowohl im akuten Anfall zu lindern, als auch die chronische Krankheit von ihrem Ursprung her zu heilen.

Wichtig hierbei ist, daß die Behandlung von einem gut ausgebildeten klassischen Homöopathen durchgeführt wird, für den eine sorgfältige Familienanamnese unter Berücksichtigung der Miasmen eine Selbstverständlichkeit ist.

XIII. Quellenverzeichnis:

Quellen für Materia Medica u. Repertorium:

A Allen H.C., "Leitsymptome der homöopathischen Materia Medica", Burgdorf Verlag, 4. Auflage, 1995.

A1 Allen H.C., "Nosoden", Barthel & Barthel Verlag, 3. Auflage, 1996.

B Boericke William, "Homöopathische Mittel und ihre Wirkungen", Verlag Grundlagen und Praxis, 4. verbesserte Auflage, 1993.

C Charette Gilbert, "Homöopathische Arzneimittellehre für die Praxis", Hippokrates Verlag, 6. Auflage, 1991.

D1 Dewey W.A., "Homöopathie in der täglichen Praxis", Barthel & Barthel Verlag, 3. Auflage, 1992.

D2 Dewey W.A., "Homöopathie in Frage und Antwort", Barthel & Barthel Verlag, 1990.

F Farrington E.A., "Vergleichende Arzneimittellehre", Similimum-Verlag, 1996.

Fay Fayazuddin M., "Master-Key to Asthmatic Problems", Faiz Homoeopathic Publishing House, 2nd Edition, 1988.

G-W Gerd-Witte Heinrich, "Übersicht der homöopathischen Arzneisymptome", Barthel & Barthel Verlag, 2. Auflage, 1993.

I Imhäuser Hedwig, "Homöopathie in der Kinderheilkunde", Haug Verlag, 10. Auflage, 1993.

J Julian Othon-André, "Materia medica der Nosoden", Haug Verlag, 8. Auflage, 1994.

J1 Julian Othon-André, "Intestinal Nosodes of Bach-Paterson", Jain Publishers, 1995.

Ja Jahr G.H.G., "Klinische Anweisungen", G.H.G. Verlag, 3. Auflage, 1996.

Köh Köhler Gerhard, "Lehrbuch der Homöopathie", Band 2, Hippokrates-Verlag, 1986.

L Lilienthal Samuel, "Homöopathische Therapeutika", Band 3, Similimum Verlag, 1995.

La Lathoud J.-A., "Materia Medica", Barthel & Barthel Verlag, 3. Auflage, 1996.

Le Leduc Herman, "Kranke Kinder homöopathisch behandeln", Knaur Verlag, 1990.

Lees Leeser Otto, "Leesers Lehrbuch der Homöopathie", Band 1, Haug Verlag, 2. Auflage, 1973. Band 2, Haug Verlag, 4. überarbeitete Auflage, 1988.

Li zur Lippe Adolf, "Grundzüge und charakteristische Symptome der homöopathischen Materia Medica", Burgdorf Verlag, 3. Auflage 1996.

M Mezger Julius, "Gesichtete Homöopathische Arzneimittellehre", Haug Verlag, 11. Auflage, 1995.

Me Mettler Wolfgang, "Vortrag in der Clemens v. Bönninghausen-Akademie", 1997.

Mur Murphy Robin, "Homeopathic Medical Repertory", Hahnemann Academy of North America, 2nd Edition, 1996.

Mur1 Murphy Robin, "Lotus Materia Medica", Lotus Star Academy USA, 1st Edition,1995.

N Nash E.B., "Leaders in Respiratory Organs", Jain Publishers, 1996.

N1 Nash E.B., "Leitsymptome in der Homöopatischen Therapie", Haug Verlag, 18. Auflage, 1994.

P Palsule S.G.,"Homeoepathic Treatment for Asthma and Blood-Pressure", Samarth, 1982.

Pat Paterson John, "The Bowel Nosodes", Jain Publishers, 1994.

S1 Stauffer Karl, "Klinische Homöopathische Arzneimittellehre", Sonntag Verlag, 11. Auflage, 1993.

S2 Stauffer Karl, "Homöotherapie", Sonntag Verlag, 4. Faksimile-Nachdruck der Stauffer-Erstausgabe, 1990.

S3 Stauffer Karl, "Stauffers Homöopathisches Taschenbuch", Haug Verlag, 25. Auflage, 1992.

T Tyler M.L., "Wichtige Krankheitszustände und ihre homöopathischen Mittel", Stefanovic Verlag, 1991.

T1 Tyler M.L., "Homöopathische Arzneimittelbilder", Burgdorf Verlag, 1993.

V1 Voegeli Adolf, "Das Asthma und seine Behandlung", Haug Verlag, 4. Auflage, 1989.

V2 Voegeli Adolf, "Leit- und wahlanzeigende Symptome der Homöopathie" Haug Verlag, 4. Auflage, 1996.

Vo Voisin Henri, "Materia Medica des homöopathischen Praktikers", Haug Verlag, 3. Auflage , 1991.

Quellen zur Miasmatik:

Hahnemann Samuel, "Organon der Heilkunst 6. Auflage", Haug Verlag, 1992.

Hahnemann Samuel, "Die chronischen Krankheiten", Haug Verlag, 1995.

Allen J.H., "Die chronischen Krankheiten – Die Miasmen" Band 1+2, Renée von Schlick Verlag, 2. Auflage, 1993.

Risch Gerhard, "Homöopathik", Pflaum Verlag, 2. Auflage, 1993.

Laborde Yves, "Repertorium miasmatischer Symptome", Müller & Steinicke Verlag, 1992.

Laborde Y. / Risch G., "Die hereditären chronischen Krankheiten", Müller & Steinicke Verlag, 1998.

Sonstige Quellen:

Nolte Dietrich, "Sprechstunde Asthma", Gräfe & Unzer Verlag, 1987.

Palsule S.G., "Homeopathic Treatment for Asthma and Blood-Pressure", Samarath, 1982.

Pschyrembel, "Klinisches Wörterbuch", Walter de Gruyter Verlag, 257. Auflage, 1994.

Schriften des Deutschen Allergie- und Asthmabundes e.V..

Risch Gerhard, "Homöopathik", Pflaum Verlag, 2. Auflage, 1993.

Hahnemann Samuel, "Organon der Heilkunst 6. Auflage", Haug Verlag,1992.

Rote Liste 1997.

Kent J.T., "Lesser Writings", Jain Publishers, 1994.

Abkürzungen:

>	besser durch
<	schlechter durch
S	Homöosycotika
L	Homöosyphilitika
P	Homöopsorika
T	Homöotuberkulinika
V	Homöovakzinotika
K	Homöokanzerinika (erworbener und hereditärer Krebs)

Miasmatik nach Y. Laborde (Clemens von Bönninghausen-Akademie)

Hered. S	Hereditäre Sykosis
Hered. V	Hereditäre Vakzinosis
Hered. L	Hereditäre Syphilinie
Hered. ST	Hereditäre Sykotische Tuberkulinie
Hered. LT	Hereditäre Syphilitische Tuberkulinie
Hered. P	Hereditäre Psora

Wertigkeiten sind in Ziffern angegeben.

Verlag Müller & Steinicke, München

Schriftenreihe der Clemens von Bönninghausen-Akademie

Band 1
Die Heilung von Tumoren durch Arzneimittel
von John H. Clarke, M.D.
mit besonderem Hinweis auf die Krebsnosoden
(Übersetzung: Gerhard Risch)
Sanicula Aqua
(Übersetzung: Thomas von Reumont)

Band 2
Tumoren der Brust
Behandlung und Heilung
von J. Compton Burnett, M.D.
(Übersetzung: Heinz Pscheidl)

Band 3
Die Heilbarkeit von Tumoren durch Arzneimittel
von J. Compton Burnett, M.D.
(Übersetzung: Gerhard Risch)

Band 4
Vakzinose und ihre Heilung mit Thuja,
nebst Anmerkungen über die Homöoprophylaxe
von J. Compton Burnett, M.D.
(Übersetzung: Ingo Torp)

Band 5
Die Venenerkrankungen
speziell Venosität, Varikozele, Hämorrhoiden, variköse Venen und ihre Behandlung mit Arzneimitteln
von J. Compton Burnett, M.D.
(Übersetzung: Henner Kohl)

Band 6
Repertorium miasmatischer Symptome
Yves Laborde

Band 7
Siebenhundert Kardinalsymptome
von J. W. Hutchinson, M.D.
(Übersetzung: Clemens Ginten)

Band 8
Zarte, zurückgebliebene, schwächliche und im Wachstum behinderte Kinder
von J. Compton Burnett, M.D.
(Übersetzung: Dr. med. Carsta Schumacher-Giese)

Band 9
Die Wechseljahre der Frauen · Organerkrankungen der Frauen
von J. Compton Burnett, M.D.
(Übersetzung: Regine Beckmann und Gerhard Risch)

Band 10
Die Lebererkrankungen
von J. Compton Burnett, M.D.
(Übersetzung: Claudia-Maria Vorwerk)

Band 11
Die Gicht und ihre Heilung
von J. Compton Burnett, M.D.
(Übersetzung: Kristina Drews)

Band 12
Erkrankungen der Haut
von J. Compton Burnett, M.D.
(Übersetzung: Karlheinz Reinke und Gerhard Risch)

Band 13
Dr. Skinners Hauptcharakteristika der Materia Medica – Teil 1
von John H. Clarke, M.D.
(Übersetzung: Yves Laborde)
Radium als innerliches Mittel – Teil 2
von John H. Clarke, M.D.
(Übersetzung: Gisela Pütz)

Band 14
Klinische Materia Medica der Krebsmittel in 3 Bänden – Teil 1
Aalserum – Hydrocotyle
von Yves Laborde

Band 15
Klinische Materia Medica der Krebsmittel in 3 Bänden – Teil 2
Ignatia – Ozon
von Dr. Wolfgang Mettler

Band 16
Klinische Materia Medica der Krebsmittel in 3 Bänden – Teil 3
Pankreatinum – Zincum
von Roland Methner

Band 17
Krebs und Krebssymptome
von R.T. Cooper, M.D.
(Übersetzung: Karl-Heinz Reinke)
Die homöopathische Behandlung von Krebs
von Dr. Fortier-Bernoville / A.H. Grimmer, M.D.
(Übersetzung: Antje Tippett)

Band 18
Die Heilmittel von Fiebern
von H.C. Allen, M.D.
(Übersetzung: Gerhard Risch)

Band 19
Die homöopathische Behandung oder fünfzig Gründe, warum ich ein Homöopath bin
von J. Compton Burnett, M.D.
(Übersetzung: Gerhard Risch)

Band 20
Die hereditären chronischen Krankheiten
von Yves Laborde und Gerhard Risch

Die Reihe wird fortgesetzt . . .

Verlag Müller & Steinicke, München